பித்தப்பைக் கல் முதல் கணைய வீக்கம் வரை மருத்துவம்

பித்தப்பைக் கல் முதல் கணைய வீக்கம் வரை மருத்துவம்

பேராசிரியர் டாக்டர் ந. ஜூனியர் சுந்தரேஷ்

எம்.எஸ்., எப்.ஏ.சி.எஸ் (யுஎஸ்ஏ)., டி.எம்.எஸ்., யூ.டி.எஸ்., (பிரான்ஸ்) எப்.ஆர்.சி.எஸ்; (கிளாஸ்கோ)
பேராசிரியர், அறுவைசிகிச்சை மருத்துவத்துறை,
உள்நோக்கி, துளை அறுவைசிகிச்சை மருத்துவ நிபுணர்
இராஜா முத்தையா மருத்துவக் கல்லூரி,
அண்ணாமலைப் பல்கலைக்கழகம், சிதம்பரம்.

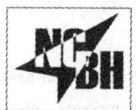

நியூ செஞ்சுரி புக் ஹவுஸ் (பி) லிட்.,
41-பி, சிட்கோ இண்டஸ்டிரியல் எஸ்டேட்,
அம்பத்தூர், சென்னை- 600 050.
☎: 044 - 26251968, 26258410, 48601884

Language: Tamil
Piththapai Kal Muthal Kanaiya Veekkam Varai Maruthuvam

Author: **Prof. Dr. N. Junior Sundaresh**
First Edition: June, 2022
Copyright: **N. Junior Sundaresh**
No. of pages: 92
Publisher:
New Century Book House Pvt. Ltd.,
41-B, SIDCO Industrial Estate,
Ambattur, Chennai - 600 050.
Tamilnadu State, India.
email: info@ncbh.in
Online: www.ncbhpublisher.in

ISBN: 978 - 81 - 2344 - 282 - 2
Code No. A 4635

₹ 110/-

Branches

Ambattur (H.O.) 044 - 26359906 **Spenzer Plaza (Chennai)** 044-28490027
Trichy 0431-2700885 **Pudukkottai** 04322- 227773 **Thanjavur** 04362-231371
Tirunelveli 0462-4210990, 2323990 **Madurai** 0452 2344106, 4374106
Dindigul 0451-2432172 **Coimbatore** 0422-2380554 **Erode** 0424-2256667
Salem 0427-2450817 **Hosur** 04344-245726 **Krishnagiri** 0434-3234387
Ooty 0423 2441743 **Vellore** 0416-2234495 **Villupuram** 04146-227800
Pondicherry 0413-2280101 **Nagercoil** 04652-234990

பித்தப்பைக் கல் முதல் கணைய வீக்கம் வரை மருத்துவம்

ஆசிரியர்: பேரா. டாக்டர் ந. ஜூனியர் சுந்தரேஷ்
முதல் பதிப்பு: ஜூன், 2022

அச்சிட்டோர்: பாவை பிரிண்டர்ஸ் (பி) லிட்.,
16 (142), ஜானி ஜான் கான் சாலை, இராயப்பேட்டை, சென்னை - 14
☎: 044-28482441

All rights reserved. No part of this book may be reprinted or reproduced or utilised in any form or by any electronic, mechanical, or other means, now known or hereafter invented, including photocopying and recording, or in any information storage or retrieval system, without permission in writing from the publishers.

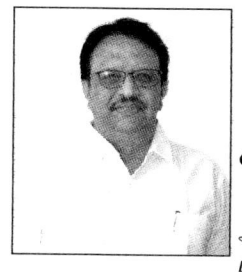

நற்றமிழ் நாவலர்

அணிந்துரை

வணக்கம்,

தஞ்சை நகரில் வாழும் மருத்துவர் சு.நரேந்திரன் அவர்களை தமிழ் கூறும் நல்லுலகு நன்கு அறியும். மருத்துவ உலகில் மட்டுமின்றி இலக்கிய உலகிலும் தடம் பதித்து நடப்பவர். தனக்கென ஒரு தனி முத்திரையை முத்தாய்ப்பாக மொழி உலகிலும், அறிவியல் மற்றும் இலக்கிய உலகிலும் நிலைநாட்டி நிற்பவர்.

'தந்தை எவ்வழியோ தனயன் அவ்வழி' என்பது நம் வழக்கு. அவ்வழக்கிற்கு ஏற்ப இவரது அருமைத் திருமகனார் பேராசிரியர் டாக்டர் ந.ஜூனியர் சுந்தரேஷ் அவர்களும் திகழ்ந்து வருவது மகிழ்ச்சியளிக்கிறது. இவர், சிதம்பரம் அண்ணாமலைப் பல்கலைக் கழகத்தில் அறுவைசிகிச்சை மருத்துவத்துறை நிபுணராக மருத்துவக் கல்லூரியில் சீரிய முறையில் பணியாற்றும் எழுத்தாற்றல் மிக்க மருத்துவர்.

தாம் கற்ற மருத்துவக் கல்வியை அதுவும் குறிப்பாக வாய் முதல் ஆசனவாய் வரை அன்றாடம் உண்டாகும் நோய்கள் குறித்தும் அதற்கு உள்ள தீர்வுகள் குறித்தும் பாமர மக்களும் அறியும் வகையில் நூல்களாக ஆக்கியிருப்பது மகத்தான பணியாகும்.

இன்று பெருகி வரும் நோய்கள் சமுதாயத்தில் மக்களிடம் ஏற்படுவதற்கும், அதனால் உண்டாகும் இன்னல்கள், மரணங்கள் இவைகளுக்கு விழிப்புணர்வு இல்லாமையும் ஒரு காரணம் ஆகும்.

மக்களிடம் வாய் முதல் ஆசன உணவுப் பாதையில் ஏற்படும் நோய்கள் குறித்து எளிய முறையில் அனைவரும் புரிந்துகொள்ளும் வண்ணம் இதில் எழுதியிருப்பது சிறப்பு.

"நோயற்ற வாழ்வே குறைவற்ற செல்வம்"

"இயற்கையோடு இயைந்து வாழ்"

"தன் சுத்தமும் சுற்றுப்புற சுத்தமும்"

என்கிற சொற்றொடர்களின் அவசியத்தை ஒவ்வொருவரும் உணர வேண்டியது அவசியம் என்பதை இதில் வலியுறுத்துகிறார்.

எளிய நடை இனிய தமிழில் அவசியமான கருத்துகளைத் தெரிந்து கொள்ள வேண்டியவைகளை தாய்த் தமிழில் தந்துள்ள இவரது பணியைப் பாராட்டி மகிழ்கிறேன்.

1. வாய்ப்புண் முதல் மலச்சிக்கல் வரை
2. நெஞ்செரிவு முதல் வயிற்றுப்புண் வரை
3. பித்தப்பை முதல் கணைய வீக்கம் வரை
4. அப்பென்டிசைடிஸ் முதல் மூலம் வரை

என மனிதர்கள் வாழ்வில் சந்திக்கும் உணவு மண்டலத்தின் மிக முக்கிய நோய்கள் குறித்து இந்த நான்கு நூல்களிலும் தெளிவாக, விளக்கமாக எழுதியுள்ளார்.

நான் இந்த நோய்கள் குறித்து மருத்துவம் பயின்றபோது, "பெய்லி அண்ட் லவ்" என்கிற ஆங்கில நூலில் படித்தேன். இந்த நூல்களின் ஆசிரியர் மேற்சொன்ன நூல் மட்டுமின்றி அறுவை சிகிச்சை குறித்து எழுதப்பட்ட பல ஆங்கில நூல்களைப் படித்து, அதைத் தமிழில் எளிமையாக்கித் தந்துள்ளார்கள்.

உதாரணத்திற்கு ஒன்றைச் சொல்லும்போது 'நெஞ்செரிச்சல்' என்பது இன்று அன்றாடம் பல இலட்சம் மக்கள் சந்திக்கும் ஒரு பிரச்சனையாக உள்ளது.

இது குறித்து எழுதுகின்றபோது எதனால் அது ஏற்படுகிறது என்றும், எவ்விதம் எப்படி அது ஏற்படுகிறது என்றும் மிகவும் தெளிவாக அனைவரும் படித்தால் புரியும்படி தந்துள்ளார்.

நலமான மனித வாழ்விற்கு 'உணவே மருந்து' என்று நமது சித்தர்கள் சொல்லிச் சென்ற செய்திகளையும் நம் வாழ்க்கையில் நாம் உண்ணும் முறையிலேயே பல நோய்களைத் தவிர்க்கலாம் என்பதையும் மருத்துவர் ந.ஜூனியர் சுந்தரேஷ் விளக்கியுள்ளார்.

நமது பாரம்பரிய உணவுகளை, இயற்கை உணவுகளை, சரிவிகிதமாய் உண்பதே சாலச் சிறந்தது. துரித உணவு வகைகளையும் செயற்கை குளிர்பானங்களையும் தவிர்த்தலின் அவசியம் பற்றியும் கூறியிருப்பது இன்றைய தலைமுறையினருக்கு நல்ல விழிப்புணர்வாகும்.

வயிற்றுப் போக்கு ஏற்பட மிக முக்கியக் காரணம், நாம் உண்ணும் உணவின் சுத்தமின்மையே என்பதைச் சொல்லி அதற்கான மற்ற காரணங்கள், அறிகுறிகள், தடுக்கும் வழிகளையும் விளக்கியுள்ளார்.

"சுத்தமில்லா நீரைக் குடிக்காதே"
"சுகாதாரம் இல்லாத இடம் வசிக்காதே"
என்பனவற்றின் அவசியம் இதில் உணர்த்தப்படுகிறது.

ஊட்டச்சத்துக் குறைபாடு, தாய்ப்பாலின் அவசியம், இவை பற்றியும் நோய் எதிர்ப்பு சக்தி ஏன் குறைகிறது என்பது பற்றியும் சொல்லத் தவறவில்லை.

உணவுக் குழாயில் விழுங்குதலின்போது ஏற்படும் தடங்கலுக்கு என்னென்ன பரிசோதனைகள் அவசியம் என்பது குறித்தும் விளக்கியுள்ள இந்த நூல்கள், அறிவியல் உலகின் அவசியத் தேவைகள் எனில் மிகையாகாது.

ஆங்கில வழியில் படித்த மருத்துவர் தமிழ் மொழியில் எழுதியிருப்பதால் எல்லோரும் நோய்கள் குறித்து புரிந்துகொள்ள முடிகிறது.

அரைவயிறு உணவு, கால் வயிறு நீர், மீதி கால் வயிறு காலியிடமாக இருந்தால் நல்லது என்பார்கள்.

உணவுக் கட்டுப்பாடே இன்றைய நோய்களில் இருந்து நாம் தப்பித்துக்கொள்ள கடைப்பிடிக்க வேண்டிய முக்கியக் கட்டுப்பாடு என்பதையும் சொல்லியுள்ளார்கள்.

தவிர்க்கப்பட வேண்டிய உணவுகளைத் தவிர்த்ததால் நோய்களைத் தவிர்க்கலாம். அளவான எடை, சீரான உடற்பயிற்சி, தேவையான அளவு தண்ணீர் குடித்தல், உடல் பருமனைத் தவிர்த்தல், அளவான காரம், புளி, உப்பு மற்றும் நார்ச்சத்து உள்ள பழங்கள், காய்கறிகள் உண்ணுதல் ஆரோக்கிய வாழ்வின் அடிப்படை என்பதை ஆசிரியர் வலியுறுத்துகிறார்.

நவீன மருத்துவ உலகில் குடல்வால் அழற்சி, குடல் அடைப்பு, குடல் செருகல், குடல் பிதுக்கம், மலக்குடல் இறக்கம், மூலம் என அனைத்து வகை நோய்களையும் பற்றி விளக்கியுள்ள இந்த நூல் மருத்துவ உலகின் சிறந்த இலக்கிய வடிவாகும்.

நல்ல நூல் என்பது படித்தவர்களுக்கு ஏதாவது ஒரு வகையில் பயன்பட வேண்டும். இந்த நூல்கள் அனைத்தும் மருத்துவரின் தமிழ் வளமையையும், அவரது துறை சார்ந்த அறிவையும் பறைசாற்றுகிறது. இதுபோல் மேலும் பயன் உள்ள நூல்களை மருத்துவ உலகில் தந்து தமிழ் மொழியையும் தரணியில் ஆங்கில மொழிக்கு நிகராக உணர்த்த

ஆசிரியர் முற்பட வேண்டுமாய் கேட்டுக் கொள்கிறேன். ஆங்கிலத்தில் படிப்பதைவிட நம் தமிழ்மொழியில் படித்தால் எளிதே விளங்கும். அதற்கு இதுபோன்ற நூல்கள் மேலும் அவசியம்.

வளர்க இவரது இந்தப் பணி! வாழ்த்துகள்!

இவண்
மருத்துவர் ஜெய.ராஜமூர்த்தி
தலைவர், வள்ளலார் தமிழ் மன்றம், திருவெண்காடு.
இயக்குநர்
மருத்துவம் மற்றும் ஊரக நலப்பணிகள்
அரசு தொழிலாளர் ஈட்டுறுதிக் கழகம் (ESI)
தமிழ்நாடு

முகவுரை

ஒரு நாடு முன்னேற, மக்கள் நல்வாழ்வு பெற அறிவியல் இன்றியமையாதது. அறிவியலைத் தமிழ் மக்களுக்குத் தமிழில் கற்றுத்தர வேண்டியது தவிர்க்க முடியாதது. இலக்கியச் சிறப்பு வாய்ந்த தமிழ் மொழியினை, அறிவியல் சிறப்புப் பெற்ற மொழியாக ஆக்க வேண்டியது பயனுடைய செயலாகும். இதற்கான முயற்சிகள் அவ்வப் போது எடுக்கப்பட்டு வருகின்றன என்றாலும், மேலும் பல முயற்சிகள் தேவை.

> பிற நாட்டு நல்லறிஞர் சாத்திரங்கள்
> தமிழ் மொழியில் பெயர்த்தல் வேண்டும்
> இறவாத புகழுடைய புது நூல்கள்
> தமிழ் மொழியில் இயற்றல் வேண்டும்

என்று பாட்டிசைத்த பாரதி, மேலும்,

> புத்தம் புதிய கலைகள் - பஞ்ச
> பூதச் செயல்களின் நுட்பங்கள் கூறும்;
> மெத்த வளருது மேற்கே - அந்த
> மேன்மைக் கலைகள் தமிழினில் இல்லை.
>
> சொல்லவும் கூடுவதில்லை - அவை
> சொல்லுந் திறமை தமிழ்மொழிக் கில்லை
> மெல்லத் தமிழினிச் சாகும் - அந்த
> மேற்கு மொழிகள் புவிமிசை யோங்கும்
>
> என்றந்தப் பேதை உரைத்தான் - ஆ!
> இந்த வசையெனக் கெய்திட லாமோ?
> சென்றிடுவீர் எட்டுத் திக்கும் - கலைச்
> செல்வங்கள் யாவும் கொணர்ந்திங்கு சேர்ப்பீர்!

என்று கூறி, தமிழில் அறிவியல் நூல்கள் குறைவு என்பதை ஒப்புக் கொண்ட மகாகவி பாரதி, தமிழர்களுக்குக் கலைச்செல்வங்களை எட்டுத் திக்கும் சென்று கொண்டுவரச் சொல்லிப் பணிக்கின்றார்.

வெளியுலகில் சிந்தனையில் புதிது புதிதாக
  விளைந்துள்ள எவற்றினுக்கும் பெயர்கள் எல்லாம் கண்டு
தெளிவுறுத்தும் படங்களோடு சுவடியெல்லாம் செய்து
  செந்தமிழைச் செழுந்தமிழாய்ச் செய்வதுவும் வேண்டும்
....
உலகியலின் அடங்கலுக்கும்
  துறைதோறும் நூல்கள்
ஒருவர் தயை இல்லாமல்
  ஊரறியும் தமிழில்
சலசலவென எவ்விடத்தும்
  பாய்ச்சி விட வேண்டும்

என்ற புரட்சிக்கவிஞரின் கனவினை மெய்ப்பிக்க எடுத்த அரும்பெரும் முயற்சியினாலே இந்நூல் வெளிவருகிறது.

பேராசிரியர் டாக்டர் ந. ஜூனியர் சுந்தரேஷ்

623, கீழவீதி,
தஞ்சாவூர் - 613 001.
தொலைபேசி : 04362 - 230366

பொருளடக்கம்

1. கல்லீரல் ஒரு வேதியியல் கூடம் — 13
2. வைரஸ் தொற்று கல்லீரல் அழற்சி - ஹெபடைட்டிஸ் ஏ.பி.சி. — 20
3. மருந்துகளால் மஞ்சள்காமாலை வரலாம் கவனம் தேவை — 27
4. குடி குடியைக் கெடுக்குமுன் முதலில் கல்லீரலையே தாக்குகிறது. கல்லீரல் அமீபாக் கட்டி (Amoebic Liver abscess) — 28
5. நாய் வளர்ப்பவர்கள் - கவனம் தேவை ஹைடாடிட் நோய் (நாய் நாடாப்பூச்சி நோய்) (Hydatid Liver disease) — 32
6. மதுப்பிரியர்களே நன்றாகக் கவனியுங்கள் கல்லீரல் இறுக்கி நோய் (Cirrhosis of liver) — 35
7. கல்லீரல் புற்று (Hepato Cellular Carcinoma) — 42
8. மண்ணீரல் (Spleen) — 47
9. பித்தப்பையும் பித்தநீர் நாளங்களும் (The Gallbladder And Bile Ducts) — 50
10. பித்தக் கற்கள் (Gallstones - Cholelithiasis) — 54
11. கல்லுடனான திடீர் பித்தப்பை அழற்சி அல்ட்ரா ஸ்கேன் வந்த பிறகு துல்லியமாக அறியப்படுகிறது — 59
12. பித்தநாளத்தில் கற்கள் தற்காலத்தில் விழுக்காடு கூடுதலாகிக் காணப்படுகிறது — 62
13. பித்தப்பை புற்று (Cancer of Gallbladder) அரிதாகவே காணப்படுகிறது — 65
14. கணையம் (The Pancreas) — 67
15. கணைய அழற்சி - தமிழ்நாட்டில் மது அருந்துபவர்களுக்கு இந்நோயே பெருமளவில் பாதிப்பை உண்டாக்குகிறது — 70
16. பெரும்பாலும் குடியே காரணம் - நாட்பட்ட கணைய அழற்சி — 77
17. கணையப் புற்று — 81
18. கல்லீரல் நோயைத் தடுக்க சில யோசனைகள் — 85
19. துளை அறுவை (Laparoscopy) அறுவைசிகிச்சையை நவீனமாக்கிய மருத்துவம் — 88

1. கல்லீரல் ஒரு வேதியியல் கூடம்

கல்லீரல் நமக்கு எப்படி உதவுகிறது?

பித்தநீர் உற்பத்தி மற்றும் பிலுருபின் வளர்சிதை மாற்றம், அல்புமின், ஃபைப்ரினோஜன், பிரோத்ராம்பின் ஆகியன இணைப்பாக்கம் (உற்பத்தி), மாவுச்சத்து சேமிப்பு மற்றும் வளர்சிதை மாற்றம், கொழுப்பு வளர்சிதை மாற்றம் மற்றும் மாவுப் பொருட்களிலிருந்து கொழுப்பு இணைப்பாக்கம், போர்ட்டல் இரத்தத்திலிருந்து அமோனியா மற்றும் யூரியா நீக்கம், க்ரிப்ஸ் சுழற்சி மூலம் சக்தி அளித்தல், ரெடிகுலோ - எண்டோதீலியல் காப்புப் பணி, வைட்டமின் ‘ஏ’ மற்றும் ‘பி$_{12}$’ சேமிப்பு, பாக்டீரியா அழிப்பு, ஹார்மோன் மற்றும் மருந்துப் பொருட்கள் நச்சு நீக்கம்.

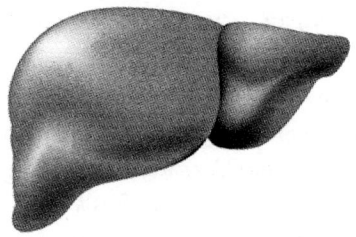

இயல்பான கல்லீரல்

மற்ற உறுப்புகளைவிட, வியக்கத்தக்க முறையில் இழந்த பகுதியை மீண்டும் வேகமாக வளர்த்துக்கொள்ளும் சக்தி படைத்தது, கல்லீரல். இச்சக்தியினால், சிதைந்த பகுதிகளையும், கட்டிகளையும் ஓரிடத்திற்குள் அடங்கிய புற்றையும் அகற்றியபின் ஈரல் சீரடைந்து இயங்க பேருதவியாக உள்ளது.

கல்லீரல் இயங்கியல்

கல்லீரலை மனித உடலில் உள்ளே அமைந்திருக்கும் இன்றியமையாத வேதியியல்கூடம் என்றால் அது மிகையாகாது. இதயம் துடித்து இயங்கவும், இரத்தக் குழாய்களின் பராமரிப்புகளும், உண்ணும் உணவு செரிப்பதற்கும், மூளையின் முனைப்புக்கும், தசையின் வளம் மற்றும் வலிமைக்கும், இன்னும் இதுபோன்ற எண்ணற்ற உடலியங்கியல் பணிகட்குக் கல்லீரல் மூல சக்தியாக விளங்குகிறது. வயிற்றின்

வலப்பகுதியில் மேற்புறத்தில் விலா எலும்புக் கூட்டுக்குள் நுரையீரலும் உதரவிதானத்திற்கு அடியில் கருஞ்சிவப்பு வண்ணத்தில் கல்லீரலும் அமைந்துள்ளது. கல்லீரல், பொதுவாக மனித உடலின் எடையில் 40-க்கு 3 பங்கு இருக்கும். இவற்றிற்கு அடியிலேதான் இரைப்பையும், குடலும் அமைந்துள்ளன. ஈரல், மார்பின் பாதிக்கு மேலே உயர்ந்தும், மார்பு எலும்புக் கூட்டினுள்ளேயுமாக இருப்பதால் அதிகமாக வெளியே தெரிவதில்லை. ஆனால், கல்லீரல் நோய்வாய்ப்படுமானால் மேலும் கீழும் பெருத்துக் காணப்படும். நோயாளியின் வயிற்றின் மேல் கை வைத்து அழுத்தினால், நோயாளி மூச்சை வெளியே விட, கல்லீரல் பெருக்கத்தை உணர முடியும். கல்லீரலில் உள்ள செல்கள் உடல் சரிவர வேலை செய்யத் துணை செய்கின்றன. இரத்தச் சுழற்சியின்போது மிகுதியான இரத்தம் பாய்ந்து இதயத்தைப் பழுதுறச் செய்யும் என்பதால், கடற்பஞ்சு போன்ற தன்மையான கல்லீரல், சுமார் 150 சி.சி. அளவுக்கு இரத்தத்தை உறிஞ்சி, தன்னை வீங்க வைத்துக் கொண்டு சிறிது சிறிதாக வெளிவிடுவதன் மூலம் இதயத்தின் வழியே பாயும் இரத்தத்தின் அளவை நிலைப்படுத்துகிறது.

செரிமானத்துக்குப் பின்னர் உணவிலிருந்து பெறப்படும் சத்துகள் குடலிலிருந்து சிரையின் வழியே கல்லீரலையே அடைகின்றன. கல்லீரலில்.போர்ட்டல் 'கூப்பர் செல்கள்' எனப்படுபவை ("வெள்ளை அணுக்களைப் போன்றவை") இரத்த ஓட்டம் வழியாக உட்சென்ற நுண்கிருமிகளை விழுங்கி அழித்துவிடுகின்றன. இவ்விதப் பாதுகாப்பு, ஆபத்து மிக்க தொற்று நோய்களிலிருந்து உடலைக் காக்கிறது. கல்லீரல், உடலைப் பாதுகாக்கும் ஒரு காவலாளி. சிரை வழியே உட்செல்லும் 'குளூகோஸ்', உடலியங்க இன்றியமையாத போர்ட்டல் எரிபொருள் சக்தியாக வழங்குகிறது. இந்தக் குளூக்கோசும் அளவை மீறுமானால், உடனே அவற்றைக் கிளைக்கோஜனாக மாற்றி சேமிப்புப் பொருளாக இருத்திக்கொள்கிறது. பின்னர், தேவைப்படும்பொழுது இதே கிளைக்கோஜனைக் குளூக்கோசாக மாற்றி கல்லீரல் வெளியே அனுப்பவும் செய்யும். கல்லீரலில் கிளைக்கோஜன் அளவும் அதிகமானால், எஞ்சிடும் குளூக்கோசை உடலின் பல பாகங்களில் கொழுப்பாக மாற்றி சேமித்துக்கொள்ளவும் கல்லீரலே துணை செய்கிறது. இச்சேமிப்பு கொழுப்பு உணவு உண்ணாத வேளையிலும், நோய்வாய்ப்படும்போதும் தேவையான சக்தியாக மாறி உதவுகிறது. கல்லீரல் செல்கள் மிகச் சிக்கலானதும், எளிதில் நம்பவியலாததுமான பணிகளை நிறைவுசெய்பவையும் ஆகும். இவை, பல லட்சக்கணக்கில் கயிறுபோல் ஒன்றோடொன்று தொடர்புகொண்டு அமைந்துள்ளன. போர்ட்டல் சிரை வழியே குடலிலிருந்து வரும் உணவுச்சத்துப்

பொருட்களையும், மகா தமனியிலிருந்து வரும் இரத்தக்குழாய் வழியே பெறும் பிராண வாயுவையும் பெற்று, பல வேதியியல் மாற்றங்கட்கு உள்ளாக்கிவிடுகின்றன.

உடலுக்கு இன்றியமையாத புரதம் பயன்படுத்தப்படும் பொழுது அமோனியாவை உண்டாக்குகிறது. இப் புரதமே, போர்ட்டல் சிரை வழியே கல்லீரலை அடைந்து இந்த அமோனியா நச்சினை யூரியாவாக மாற்றி, சிறுநீரகம் வழியே சிறுநீராக வெளியேற்றிவிடுகிறது. இந்த நடைமுறையில் சிக்கலென்றால், இரத்தத்தில் யூரியாவின் அளவு மிகும். சிறுநீரகப் பழுதினை வெளிப்படுத்தும் தைராய்டு, அட்ரினல் நாளமில்லாச் சுரப்பிகள் சுரப்பவற்றில் உடனுக்குடன் தேவையான அளவை மட்டும் ஏற்றுக்கொண்டு மீதியை அழித்துவிடுவதும் கல்லீரலின் வேலைதான். இதேபோலத்தான் பாலின உணர்வுச் சுரப்பிகளையும் சமநிலைப்படுத்துகிறது. இங்கே சிக்கல் என்றால் உடலுறவில் ஈடுபாட்டுக் குறைவு அல்லது வெறிகூட தோன்றக்கூடும்.

புரதத்திலிருந்து நொதிகள் முறிந்து கசப்புமிக்கதும் நச்சுத் தன்மை வாய்ந்ததுமாக அமினோ அமிலங்களைக் கல்லீரல் ஏற்றுக் கொள்கிறது. அவற்றை உடல் வளர்ச்சிக்குத் தேவைப்பட்டவாறு உடல் திசுக்களைக் கட்டக்கூடிய மூலப்பொருட்களாகவே மாற்றி அளிக்கிறது.

இரத்த ஒழுக்கு ஏற்படும்பொழுது, கல்லீரல் வேலை செய்யா விட்டால் இறப்பு நிச்சயம். இரத்த ஒழுக்கை நிறுத்திக் கட்டுப்படுத்து வதற்கான பொருளைக் கல்லீரல் உண்டாக்குகிறது. அதேசமயம், இதற்கு நேர்மாறாக இரத்தத்தின் அடர்வெண் மிகுந்து மூளை, இதயக் குழாய்களில் அடைப்பு ஏற்படுத்துவதைத் தடுக்கவல்ல 'ஹெப்பாரினை' உற்பத்தி செய்வதும் கல்லீரல் தான்.

வைரசினால் ஏற்படும் உடல் நலிவினின்றும் பாதுகாத்து அந்நச்சுயிரிகளை வெளியேற்றவும் கல்லீரல் உதவுகிறது. இதேபோலத் தேவைக்கதிகமாக மருந்துகளையும் உடலிலிருந்து வெளியேற்றி திசுக்களைப் பாதுகாக்கிறது. ஈரல், புரதத்திலிருந்து அல்புமினை உண்டாக்கி அவற்றின் உதவியால் நீர் உப்புகள் உடலில் சமநிலையில் வைக்க உதவுகிறது. தொற்று நோய்க்கு எதிராகத் தடுப்புச் சக்தியை அளித்துப் பாதுகாக்கிறது.

கல்லீரலில் கசப்புமிக்க பித்தநீர் தொடர்ந்து ஒரு காலன் வரை உற்பத்தியாகிறது. அது பித்த நீர்ப்பையில் சேமிக்கப்படுகிறது. தேவைப்படும்பொழுது சிறு குடலில் கொழுப்பு செரிமானத்திற்கு உதவி, உணவுச்சத்துகளைக் குடல் உறிஞ்சிக்கொள்ள உதவுகிறது.

உணவுப் பொருள்கள் நச்சுத் தன்மையுடையனவாக மாறுவதையும் தடுக்கிறது.

உணவு செரிமானம் அடைந்த பிறகு, சத்துகள் போர்ட்டல் சிரை வழியே கல்லீரலை அடைகின்றன. அங்கு குளுகோஸ் (சர்க்கரை, புரதம், உயிர்ச் சத்துகளான வைட்டமின்) மாற்றப்படுவதுடன் இவற்றுக்கான சேமிப்புக் கிடங்காகவும் இயங்கி, தேவைப்படும் பொழுது உடல் வளர்ச்சிக்கேற்ப வழங்கி உதவுகிறது. இவையன்றி, இன்னும் அறுதியிடப்படாத, அடையாளம் காணப்படாத பல நூற்றுக்கணக்கான பணிகளைக் கல்லீரல் ஆற்றி வருவதாக உடலியல் அறிஞர்கள் கருதுகின்றனர். இவ்வளவு அளப்பறிய ஆற்றல் கொண்ட கல்லீரல் திசுக்களுக்கும் அழிவு உண்டு. வளர்சிதை மாற்றமுமுண்டு. எனினும், கல்லீரல் தனக்கேயுரிய தனித்தன்மையுடன் இழந்த திசுக்களை மீளப்பெற்று தன்னைத்தானே புதுப்பித்துக்கொள்ள முடியும். கல்லீரல் நோய்வாய்ப்பட்டு அறுவைசிகிச்சைக்கு உட்படுத்தப்பட்டு 8-இல் 7 பங்கு அகற்றப்பட்டாலும்கூட, அத்திசுக்கள் வளர்ந்துவிடும் ஆற்றல் கொண்டவை. மூளை மற்றும் இதயத் திசுக்களோ அவ்வாறில்லை. ஈரல் பழுதுறாமலிருக்க சரிவிகிதப் புரத உணவு வேண்டும். முட்டை, இறைச்சி, கோழி மற்றும் பருப்பு வகைகளில் இவை மிகுந்து காணப்படுகின்றன. அதிக உடல் எடை, உடற்பயிற்சியின்மை போன்றவையும் கல்லீரலைப் பழுதுபட வைப்பனவாகும்.

கல்லீரலுக்கான சிறப்புச் சோதனைகள் என்னென்ன?

சீரம் பிலிரூபின்

சீரம் பிலிரூபின் அளவு 1.0 மி.கி. / 100 மி.லி. அளவுக்கு மேல் அது கல்லீரல் செல் அழிவையோ அல்லது பித்தப் பாதையில் உள்ள அடைப்பையோ குறிக்கும்.

சீரம் ஆல்கலைன் பாஸ்படேஸ் (Al Phos)

இவை இருக்கவேண்டிய அளவு 3 முதல் 13 கி.ஆ. யூனிட் வரை அல்லது 1. 5-4 பொ. யூனிட் அதிக அளவு ஆல்கலைன் பாஸ்படேசும், மிகக் குறைந்த டிரான்ஸ் அமினேசும் இருக்குமானால், அது அடைப்பினால் உண்டான மஞ்சட்காமாலை நோயைக் குறிக்கும். ஆனால், இரத்தச் செல்கள் அழிவினால் உண்டாகும் மஞ்சள்காமாலை மற்றும் கல்லீரல் அழற்சி ஆகியவற்றில், ஆல்கலைன் பாஸ்படேஸ் அளவு மிக உயர்ந்து இருக்கும்.

சீரத்தில் ஆல்புமின் அளவு (புரத அளவு)

கல்லீரலே ஆல்புமினை உற்பத்தி செய்வதால், கல்லீரலின் வேலைகளைச் சரிபார்க்க ஆல்புமின் அளவு மிகச்சிறந்ததாக

விளங்குகிறது. 25 கி/லிக்குக் குறைவான ஆல்புமின் அளவு வெகுவாகப் பாதிக்கப்பட்ட கல்லீரலைக் குறிக்கும். ஆல்புமின் 30/ கி/லி அளவிற்கு மேற்பட்டு இருக்க வேண்டும்.

சீரம் டிரான்ஸ் அமினேஸ் (SGOT, SGPT)

இவை கல்லீரல் செல்களிலும், இருதயத் தசைகளிலும் இருக்கும் ஒருவித நொதிகள், மிக அதிக அளவு கல்லீரல் செல் செயலொழிவைக் காட்டுகிறது. அடைப்பு மஞ்சள்காமாலையில் பொதுவாக உயர்ந்து காணப்படுகிறது.

பிளாஸ்மா புரோத்திராம்பின்

இவை இரத்தத்தில் குறைந்த அளவில் இருப்பின், அறுவை சிகிச்சைக்கு முன் வைட்டமின் 'கே' கொடுக்கவேண்டியது அவசியம். கல்லீரல் மிகவும் சேதமடைந்திருக்குமானால், வைட்டமின் 'கே' சிகிச்சையினால் ஒரு பலனும் இல்லை மற்றும் இவை இரத்தம் உறையும் தன்மையை அறிய உதவும்.

ஆல்பா பீட்டா புரோட்டீன்

இது மிக அதிக அளவு இரத்தத்தில் இருப்பின் அது கல்லீரல் புற்றைக் குறிக்கும்.

சாதாரண எக்ஸ்ரேயின் மூலம் வயிறு படம்

சாதாரண எக்ஸ்ரே படத்தின் மூலம் நோயைச் சரிவர அறிவது கடினம். சில சமயம், நோயினால் வரும் ஹைடாடிட் கட்டியில் சுண்ணாம்பு படிந்திருப்பின் நோயை அறிய உதவும்.

அல்ட்ராஸ்கேன் சோதனை (Ultrasonic abdomen)

இதனுதவியால், மிகவும் சுலபமாக நோயாளிக்குத் துன்பம் நேராத வண்ணம், கேடின்றிச் செய்யக்கூடியது. பித்தநாள விரிவு, பித்தப்பைக்

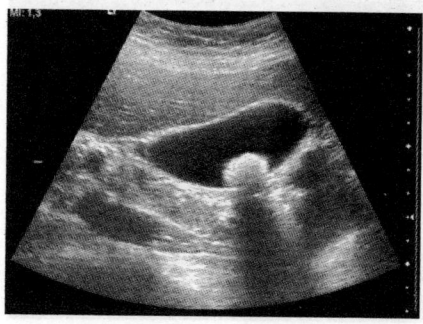

அல்டராஸ்கேன் - பித்தப்பை கல்

கல், பித்த நாளக்கல் மற்றும் கல்லீரல் பைமுண்டு, கட்டி ஆகியவற்றை அறிய முடியும். மேலும், டாப்ளர் (Doppler) துணையுடன் கல்லீரல் இரத்த ஓட்டத்தை அறிய முடியும். இந்த ஸ்கேன் மூலம் குறியிட்ட இடத்தில் திசு சோதனை செய்ய முடியும்.

சி.டி. ஸ்கேன்

இதன் மூலம், அல்ட்ரா சோதனையைப் போலவே 1 செ.மீ கீழுள்ள கட்டி, நீர்க் கட்டிகளை அறிந்து, எந்தெந்த உறுப்புகளுக்கு அருகில் உள்ளன, அதன் தன்மை என்ன என்பதையும் அறிய முடியும்.

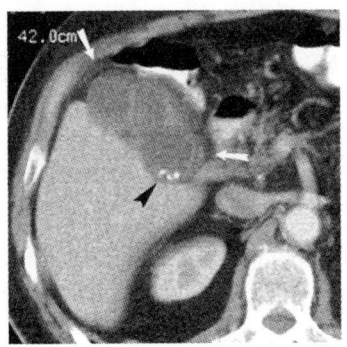

சிடி ஸ்கேன் - பித்தப்பை கல்

மேலும், வாய் வழியாக நிறமிகளைக் கொடுத்து சிறிய புற்றுக் கட்டி, இரத்தக் கட்டி ஆகியவற்றை அறிய முடியும்.

எம்.ஆர்.ஐ (MRI) (Magnetic Resonance imaging)

சில சமயம், ஒவ்வாமை உண்டாக்கும் அயோடின் நிறமிகளை, இச்சோதனையில் கொடுக்காமலேயே கல்லீரல் இரத்த ஓட்டத்தை

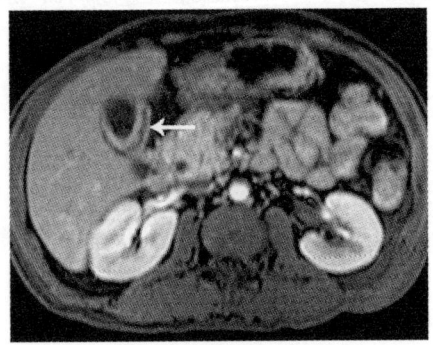

எம்.ஆர்.ஐ - பித்தப்பை கல்

அறிய முடியும். மேலும், பித்தநாளத்துடன் கணைய நாளத்தையும் அறிய முடியும் (MRCP). ஆனால், இது உள்நோக்கி வழி பித்த நாள கணைய படமாக்குதலுடன் (ERCP) ஒப்பிடுகையில் அவ்வளவாக சிறப்பாக இராது.

ரேடியோ ஐசோடோப் சோதனை

கொலாய்டு தங்கம் 198 மற்றும் டெக்னீசியம் 99 சோதனையில் கல்லீரலில் உள்ள சீழ்க்கட்டி மற்றும் பைமுண்டு மற்றும் கல்லீரலுக்கு அடியில் தோன்றும் சீழ்க்கட்டிகளையும் அறிய முடியும்.

உள்நோக்கி மூலம் செய்யப்படும் பித்தநாள கணைய படமாக்கல் (ERCP)

கல்லீரல் இரத்தச் சோதனைகள் பித்த நாளப்பாதை அடைப்புக்கான அறிகுறிகளைத் தெரிவித்தால் அல்லது மற்ற பித்தநாள எக்ஸ்ரேயில் மாறுபாடு இருப்பின், இவ்வகைச் சோதனை அவசியம்.

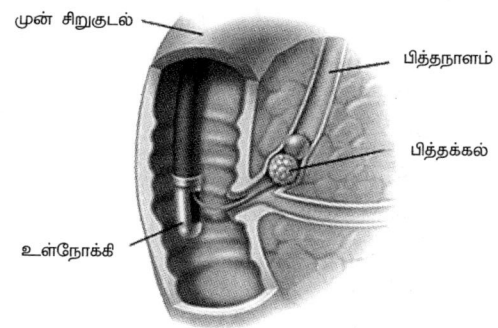

ஈ. ஆர். சி. பி மூலம் பித்தநாளக் கல் அகற்றப்படுகிறது

இந்த உள்நோக்கியினுள் மற்றொரு உள்நோக்கியைச் செலுத்தி, பித்தநாளக் கட்டிகள் ஊடுருவி உள்ளதை அறியலாம். இச்சோதனை மூலம் பித்தநாளக் கற்களை அகற்றலாம். பலூன் மூலம் குறுகிய இடத்தை விரிவுபடுத்துதல் முடியும். இது தவிர, ஃப்ரஸ் (Bresh) மூலம் கட்டியில் உள்ள செல்லை அகற்றி, புற்றை அறிய முடியும்.

5. புற்றா? அல்லது தொற்றா? என்பதை அறிய கல்லீரல் திசு ஆய்வு

இவ்வாய்வை வயிற்று உள்நோக்கி உதவியுடன் செய்யவேண்டிய இடத்தில் திசுவை அகற்றிவிடலாம் அல்லது அல்ட்ரா ஸ்கேன், சி.டி. ஸ்கேன் உதவியுடனும் சரியான இடத்தில் திசுவை அகற்றிச் சோதனை செய்யலாம்.

உ. வைரஸ் தொற்று கல்லீரல் அழற்சி - ஹெபடைட்டிஸ் ஏ.பி.சி.

ஏன் தற்காலத்தில் பெரும்பாலோர் கைக் கக்கத்தில் குடிநீரை எங்கு சென்றாலும் எடுத்துச்செல்கின்றனர்? ஊசி போடும்பொழுது ஏன் புதிய ஊசி? ஒவ்வொரு முறையும் இரத்தம் பெறுவதில், பாலுறவில் எல்லா வித தற்காப்பையும் மேற்கொள்ள வேண்டும். இல்லையெனில் ஹெபடைட்டிஸ்தான்.

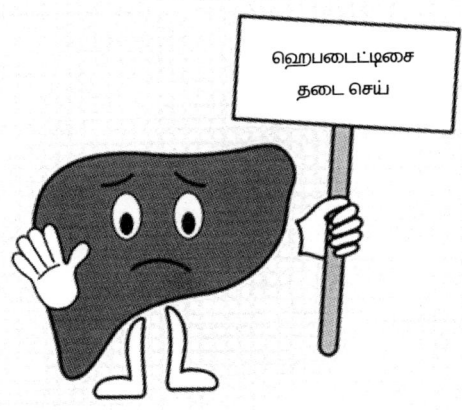

தீவிர ஈரல் அழற்சி எனப்படும் நோயினால், அறிகுறிகள் உடல் முழுவதும் தோன்றினாலும் குறிப்பாக, ஈரலை மட்டுமே தாக்குகிறது. ஈரல் அழற்சி, 'ஏ' எனப்படுவது தொற்று ஈரல் அழற்சி என்றும், குறைவு கால முதிர்நிலை அழற்சி என்றும் அழைக்கப்படுகிறது. இதேபோல் ஈரல் அழற்சி, 'பி', 'சி', 'டி', 'இ' ஈரல் அழற்சி என்றும் பல உள்ளன.

'ஏ' வகை பெரும்பாலும் தண்ணீர் மூலம் பரவுகிறது
குடிநீரைக் காய்ச்சிக் குடியுங்கள்

வைரஸ் தொற்று அழற்சி ஏ-யின் முதல்நிலை 15-45 நாட்கள் ஆகும். இந்நோய் ஒரு தீவிர தொற்று நோய் ஆகும். இத்தொற்று குறிப்பாகத் தொற்றுள்ள மலம், தண்ணீர் மற்றும் உணவு மூலம் பரவுகிறது. ஆனால், ஈரல் அழற்சி பி-யின் முதிர்நிலை 30-150 நாட்களாகும். இதன்

தொற்றும் நிலை, ஈரல் அழற்சி ஏ-யைப் போல் இல்லாமல் குறைவாகவே காணப்படுகிறது. உடலுக்குள் பரவுவது உணவுப் பாதையைத் தவிர்த்து மற்ற இடங்கள் மூலமாகவும் பரவுகிறது. உண்மையில் ஈரல் அழற்சியைத் தனியாக அறிகுறிகள் அல்லது பரவி இருக்கும் இடத்தைக் குறித்து மட்டும் வேறுபடுத்தி அறிவது கடினம். மிகவும் துல்லியமாகக் கூற வேண்டுமென்றால், இரத்தப் பரிசோதனையின் மூலமே கூறமுடியும்.

ஹெபடைட்டிஸ் அறிகுறிகள்

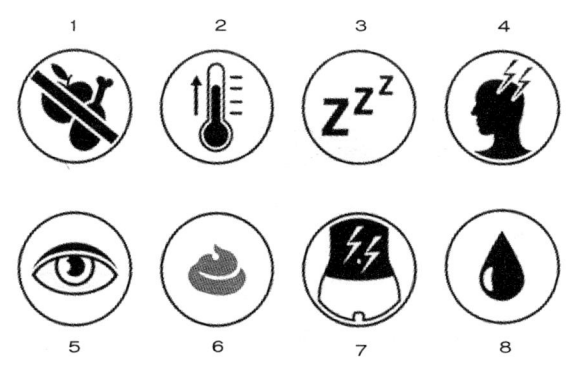

1. பசியின்மை
2. காய்ச்சல்
3. களைப்பு
4. தலைவலி
5. மஞ்சள் காமாலை
6. வெளிர் நிற மலம்
7. வயிற்றுவலி
8. அடர்த்தியான மஞ்சள் நிற சிறுநீர்.

ஈரல் அழற்சி - ஏ- வகை மக்கள் கூட்டமாக வாழும் இடங்களிலும், சுகாதாரமின்றி வாழும் மக்களிடமும் அதிகமாகக் காணப்படுகிறது. இந்நோய் உணவு, தண்ணீர், பால், நண்டு, நத்தை போன்றவை மூலம் நூற்றுக்கணக்கான மக்களைத் திடீரென்று தாக்கவல்லது. குடும்பத்திலும், வீடுகளிலும் இந்நோய் பரவலாகப் பரவுகிறது. ஈரல் அழற்சி அதிகமாகக் காணப்படும் காலம் குளிர்காலமே. வெப்ப நாடுகளில் 10-20 ஆண்டுகளுக்கு ஒருமுறை இந்நோயின் தாக்குதல் பல நாடுகளில் ஒரு கொள்ளை நோய்போல் காணப்படுவதாக, அறிவியல் கணக்கீடுகள் குறிப்பிடுகின்றன.

இரத்தம் செலுத்தும்போது கவனம் தேவை: பி வகை வைரஸ் பரவக்கூடும், எய்ட்ஸைப்போல கவனமாக இருங்கள்

ஈரல் அழற்சி 'பி' நோயானது, உணவு மண்டலத்தைத் தவிர மற்றவை மூலமாகவும் (எ.கா. இரத்தம்) பரவுகிறது என்றாலும், பல நோயாளி களுக்கு எப்படி தன்னுள் வியாதி ஏற்பட்டது? என்பதைச் சொல்ல

இயலாத நிலையில் இருப்பார்கள். இந்நோயால் பாதிக்கப்பட்ட உலகம் முழுவதிலும் சுமார் 150 மில்லியன் மக்கள், மற்றவர்களுக்கு இந்நோயைப் பரப்பக்கூடிய நிலையில் உள்ளார்கள். 30 விழுக்காடு ஈரல் அழற்சி 'பி' நோய்க்குறியியல் ஒத்திசைவு, லெப்ரமேட்டஸ் வகை தொழுநோய், இரத்தப்புற்று நோய், ஹாட்கின் நோய், நாட்பட்ட சிறுநீரகத் தொற்றுக்காகச் செய்யப்படும் இரத்தச் சுத்திகரிப்புக்காக உட்படும் நோயாளி மற்றும் போதை ஊசிகளுக்கு அடிமையானவர்களிடமும் காணப்படுகிறது. இரத்த தானத்தின்போது கிருமி இருந்தால் பெற்றுக்கொள்பவருக்கு வரும். தொற்று நீக்கம் செய்யாத ஊசி,

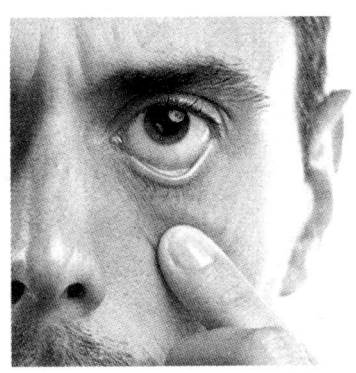

கண் மஞ்சளாக இருக்கும்

பச்சைகுத்துதல், அக்குபங்சர் ஊசி ஆகியவற்றைப் பயன்படுத்தும்போது நோய் 2-6 மாதங்களில் பரவும், கிருமி உள்ளவருடன் உடலுறவு, கருவுற்றவருக்கு நோய் இருப்பின் கருவில் வளரும் குழந்தைக்கும் பரவும்.

இரத்தக் கொடை செய்பவர்களிடம் ஈரல் அழற்சி - பி உள்ளதா? என்பதை இரத்தப் பரிசோதனை மூலம் அறிய முடியும். முழு அளவு இரத்த அணுக்கள், இரத்தத் துகள்கள், பிளாஸ்மா போன்றவை மூலமும் இந்நோய்த் தொற்று வாய்ப்பு உள்ளதாகவே கருதப்படுகிறது. இந்நோய் இரத்தம் ஏற்றம், உடல் உறவு, சிரை வழி போதை மருந்து, சிறுநீரக இரத்தச் சுத்திகரிப்பு இயந்திரம், சிறுநீரக மாற்று அறுவை சிகிச்சை மூலமாகவும் பரவக்கூடும். இதுதவிர, மருத்துவ செவிலியப் பணியில் உள்ளவர்களுக்கும் முன்னெச்சரிக்கையுடன் இல்லாத நேரங்களில் இந்நோய் பரவக்கூடும்.

வைரஸ் ஏ,பி காமாலையின் அறிகுறிகள்

இத்தொற்று, கல்லீரல் அழற்சியின்பொழுது மஞ்சள்காமாலை தொற்றுவதற்கு முன்பு குமட்டல், வாந்தி, உடல் சோர்வு, தசைவலி,

உடல்வலி, மூட்டுவலி, தலைவலி, கண் கூச்சம், தொண்டைவலி, இருமல், நீர்க்கோர்வை முதலியவை ஓரிரு வாரங்களுக்கு முன்னரே தோன்றிவிடும். பசியின்மை வாந்தியுடன் மூக்கில் வாசனை மற்றும் நாக்கில் ருசிமாற்றத்துடன் இந்நோயாளிகள் காணப்படுவார்கள். காய்ச்சல் 100^0 பாரன்ஹீட்டிலிருந்து 104^0 பாரன்ஹீட் வரை காய்ச்சல் மற்ற அறிகுறிகளுடன் தோன்றும். மலம் மஞ்சளாகவும், வெளிர் நிறமாகவும் காணப்படும். மஞ்சள்காமாலையை மருத்துவரால் நோயாளியின் கண்ணில் பார்த்தறியும்பொழுது உடலின் அறிகுறிகள்

ஹெப்படைட்டிஸ் பி & சி அறிகுறிகள்

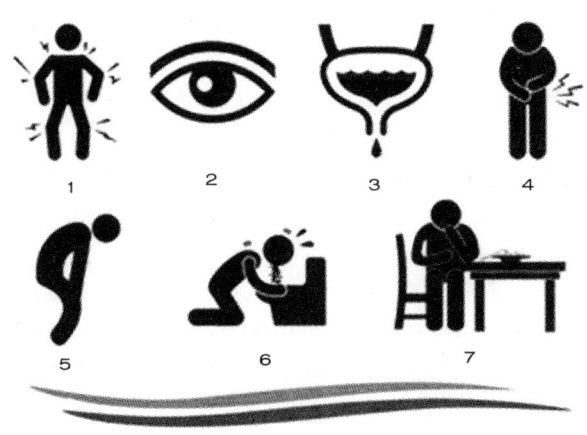

1. மூட்டுவலி
2. மஞ்சள் நிறக்கண்
3. அடர் மஞ்சள் நிற சிறுநீர்
4. வயிற்று வலி
5. களைப்பு
6. குமட்டல் வாந்தி
7. பசியின்மை

குறைய ஆரம்பிக்கும். உடல் எடை சுமார் 2லிருந்து 5 கி.கி. குறைந்து காணப்படும். வலதுபுற மேல் வயிறு வலியுடன் கல்லீரல் பெருத்து, தொட்டால் வலியுடன் காணப்படும். மண்ணீரல் வீக்கத்துடன் கழுத்துக்கழலை வீக்கமும் சுமார் 10% - 20% தோன்றும். மஞ்சள் காமாலை குறைந்தாலும் ஈரல் வீக்கமும், சோதனை மாறுபாடுகளும் தொடர்ச்சியாக சுமார் 2-12 வாரங்கள் வரை காணப்படும். கல்லீரலில் அழற்சியானது, பி-யில் 'ஏ'வகையைக் காட்டிலும் சற்று கூடுதலாகவே ஏற்படுகிறது.

கல்லீரல் அழற்சி 'சி'

மற்ற விலங்குகளுக்கு வைரஸைச் செலுத்தி இந்நோயினை உண்டாக்க முடியும். ஆனால், வளர்ப்பு முறையில் வளரச் செய்ய

இயலாது. இந்நோய் முதிர்காலம் 2-26 வாரங்களாகும். இதுவும் 'பி' அழற்சியைப் போலவே மனிதர்களிடமிருந்தே மனிதர்களுக்குப் பரவுகிறது. குறிப்பாக இரத்தம், இரத்தம் சார்ந்த பொருட்கள் மூலமாகவே பரவுகிறது. இரத்தம் செலுத்தியதில் ஏற்படும் கல்லீரல் அழற்சிக்கு 90 விழுக்காடு இதுவே காரணமாகிறது. தற்போது இரத்தம் செலுத்தும் முன் இக்கிருமிகள் சோதனை செய்யப்படுவதால், இந்த நோய் பரவுவது குறைந்துவருகிறது. எனினும், போதைப் பொருட்கள் எடுத்துக்கொள்ளும் நபர்களுக்கு இந்நோய் அதிகம் ஏற்படுகிறது. பாலுறவு மூலமும், கர்ப்பத்தில் தாயிடமிருந்து சேய்க்கும் அரிதாகப் பரவக்கூடும். இந்நோய்க்கு நேரடி தடுப்பு மருந்துகள் இல்லை. சில சமயம் ஏ.பி.சி மஞ்சள்காமாலை வெளியே தெரியாது. உடலில் நோயாளிகளுக்கு இருக்கலாம். ஆகவேதான் அறுவைசிகிச்சை மேற்கொள்வதற்கு முன்பு இதற்கான சோதனைகளைச் செய்த பிறகே அறுவைசிகிச்சை மேற்கொள்ளப்படுகிறது.

கண் மஞ்சளாக எப்பொழுது தெரியும்

மஞ்சள்காமாலையானது விழி வெண்படலத்தில் வெளிப்படையாகத் தெரிவதற்கு இரத்தத்தில் பிலிரூபின் 2.5 மி.கி / 100 சி.சி. தேவைப்படும். சீரத்தில் டிரான்ஸ் அமினேஸ் அளவு ஈரல் திசு அழிவைக் காட்டும் அளவு அல்ல என்றாலும், 400 லிருந்து 4000 யூனிட் மஞ்சள்காமாலை உள்ளபொழுது உயர்ந்து காணப்படும். நோய் குணமாக ஆரம்பிக்கும்பொழுது, இதன் அளவு குறையத் தொடங்கும்.

கல்லீரல் அழற்சியின்பொழுது பிலிரூபின் அளவு 2-20 மி.கி வரை உயர்ந்து காணப்படும். கல்லீரல் தொற்றழற்சியின்பொழுது பிலிரூபின் அளவு 20. மி.கி. க்கு மேல் தொடர்ந்து இருப்பின், நோய் மிகவும் தீவிரமாக உள்ளது என்பது பொருள்.

தொற்று, கல்லீரல் அழற்சி - ஏ முதன்முறையாகத் தாக்கப்பட்டு இருப்பின் முழுமையாகக் குணம் பெறுவார்கள். இதேபோல் கல்லீரல் அழற்சி - பி நோயிலும் குணம் பெறுவார்கள். வயதானவர்கள் இதய பழுது, இரத்தச் சோகை, நீரிழிவு, புற்று ஆகிய நோய்கள் இவ்வழற்சியுடன் காணப்படும்பொழுது, இதுவே தீவிரமான கல்லீரல் அழற்சியாக மாறக்கூடும். வயிற்றில், நீர், கை / கால் வீக்கம், மூளை அழற்சி இந்நோயுடன் இருப்பின், உடல் குணமடைவது கடினம்.

நோயினால் வரும் விளைவுகள் - பக்க விளைவுகள்

இந்நோயின் அறிகுறியாக மூட்டுவலி, உடலில் தடிப்பு, சிறுநீரில் இரத்தம், புரதம் போன்றவை தோன்றக்கூடும். மூளையில் தாக்கப்பட்ட நிலையில், ஆழ்ந்த மயக்கத்திற்குச் செல்வார்கள். தன்னிலை தடுமாற்றம்,

நினைவிழப்பு, வயிற்றில் நீர், கால் வீக்கம் இருப்பின், ஈரல் பழுதுடன், மூளை பழுதும் ஏற்பட்டுள்ளது என்று பொருள். மூளைவீக்கம், செரிமான உறுப்புகளில் இரத்த ஒழுக்கு, சுவாசப் பழுது, இதயப் பழுது முதலியவற்றுடன் சிறுநீர் பழுதும் ஏற்படுவது, நோய் முற்றிய நிலையில் இறப்பை எதிர்நோக்கும் அறிகுறிகளாகும்.

தீவிர தொற்று அழற்சி பி-யினால் தாக்குண்டவர், 3 லிருந்து 5 விழுக்காடு நாட்பட்ட கல்லீரல் அழற்சிக்கு ஆளாகிவிடுகிறார்கள்.

தடுப்பூசியே சிறந்த மருந்து
ஹெபடைட்டிஸ் - ஏ. மஞ்சள்காமாலைக்கு நேரடி மருந்து இல்லை

திடீர் கல்லீரல் 'ஏ' அழற்சிக்கு ஒரு குறிப்பிட்ட மருத்துவம் இல்லை. இவ்வழற்சி சற்று ஓய்வுடன் இருக்க, தானாகவே குணமாகிவிடும். இருப்பினும், நோயைச் சரிவர கண்டறியும் பொருட்டு, சோதனை செய்ய, நோயின் அறிகுறிகள் கூடுதலாக உள்ளவர்களையும், முதியவர் களையும் மருத்துவமனையில் சேர்ப்பது அவசியம். நோய் உள்ள பொழுது உடல் உழைப்பின்றி ஓய்வெடுப்பது அவசியம். இவர்களுக்குக் குமட்டல் இருப்பதால், அதிக அளவு கலோரி உள்ள உணவு அவசியம். வாய் வழியாக உணவு அருந்த முடியாதபொழுது சிரை வழியாக அதிக அளவு உணவைச் செலுத்த வேண்டும். கல்லீரலைத் தாக்கும் மருந்துகளைக் கொடுக்கக் கூடாது. ஹெபடைட்டிஸ், வைரஸினால் வரும் மஞ்சள்காமாலையைத் தடுக்க குடிநீரைக் காய்ச்சி ஆறவைத்து குடிக்க வேண்டும். சுகாதார முறைப்படி உணவு தயாரிக்க வேண்டும். உணவு உண்ணும் முன்பு நன்கு கைகளைச் சோப்புப் போட்டுக் கழுவ வேண்டும். உணவுப் பொருட்களை மூடிப் பாதுகாக்க வேண்டும். கல்லீரல் அழற்சி 'பி'-யின் பொழுது பரிசோதனைக்காக இரத்தம் ஊசிமூலம் எடுக்கும்பொழுது, கை உறைகளை மாட்டிக்கொள்வது நலம். மருத்துவர்கள் நோயாளியைத் தொட்டபின் கை கழுவுதல் அவசியம். அவர்களின் கழிவுப் பொருட்களை மிகவும் கவனமாக அப்புறப்படுத்த வேண்டும். தொற்று கல்லீரல் 'பி' அழற்சிக்கு இண்டர்பெரான், லூமிவிடின், அல்கோவிர் போன்ற மருந்துகள் பயன்பாட்டில் உள்ளன.

ஹெபடைட்டிஸ் 'பி' தடுப்பு முறைகள்

இரத்தம் பெறும்பொழுது, 'பி' வைரஸ் சோதனைக்குப் பிறகே தானம் கொடுப்பவரிடமிருந்து இரத்தம் பெற வேண்டும். ஊசி போட்ட பின் அதை மறுமுறை பயன்படுத்தக் கூடாது (Disposed Syringe). இந்நோய் உள்ளவர்களுடன் உடலுறவு கொள்வதுடன், முத்தம் கொடுப்பதும் கூடாது. செவிலியர், டாக்டர், இரத்தம் சோதனை

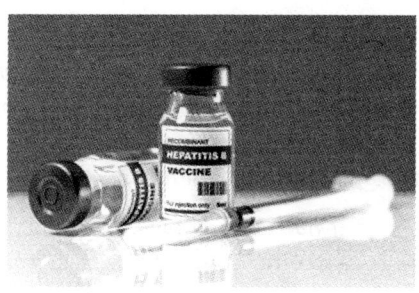

தடுப்பூசி அவசியம்

செய்பவர்கள், தடுப்பூசி போட்டுக்கொள்ள வேண்டும். அறுவை அரங்கில் பயன்படுத்தப்படும் கருவிகள், முறைப்படி தொற்று நீக்கப்பட வேண்டும். குழந்தைகளுக்கான முத்தடுப்பு ஊசிபோல் இத்தடுப்பு ஊசிகளும் அவசியம். ஆனால் விலை அதிகம்.

தொற்றுக் கல்லீரல் அழற்சி 'ஏ'-யைத் தடுப்பதற்கு இம்னோ குளோபுலின் உதவுகிறது. இம்மருந்தைச் செவிலியர், மருத்துவர் மற்றும் நோயாளியுடன் உறவாடும் உறவினர்களுக்கும் கொடுக்க வேண்டும். இம்மருந்து இந்நோய்கள் உள்ள நாடுகளுக்குச் செல்லும் பயணிகளுக்கு, செல்வதற்கு முன்பு ஒரு தடுப்பு மருந்தாகக் கொடுக்க வேண்டும். கல்லீரல் அழற்சி 'பி'-க்கு இம்னோ குளோபுலின் தடுப்பு முறையாகக் கொடுக்கப்படுகிறது.

3. மருந்துகளால் மஞ்சள்காமாலை வரலாம் கவனம் தேவை

காற்று, உணவு அல்லது இரத்தக்குழாய் ஆகியவை மூலமாக உடலுக்குள் உட்செல்லும் வேதியியல் பொருள்களினால் ஈரல் பழுது ஏற்படும். (எ.கா.) அமனிட்டா, சாலிரினா போன்ற நச்சு நாய்க்குடைகளுடன் கார்பன் டெட்ராகுளோரைடு, டிரைகுளோர் எத்திலின், முக்கியமான மருந்துகள் பல. அவை, மயக்க மருந்தான ஹேலோத்தேன் மற்றும் குளோர்புரோமசின், கருத்தடை மாத்திரை, டெட்ராசைக்கிளின்,

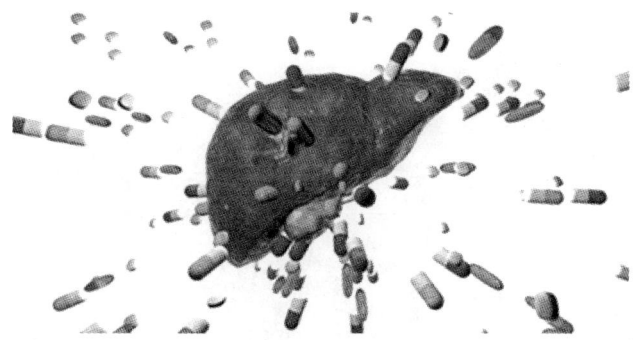

மருந்துகளால் மஞ்சள் காமாலை ஏற்படும்

பாராசிட்டமால் போன்ற மாத்திரைகளாகும். இம்மருந்துகள் கல்லீரலைப் பல வழிகளில் தாக்குகின்றன. குறிப்பாக, மீதையில் டெஸ்டோஸ்டிரோன், மெத்திமசோல், எரித்ரோமைசின், நார்யித்தினோடிரலுடன், மெனஸ்புரோலாக் என்ற கருத்தடை மருந்து, குளோரோபுரோமைடு போன்ற நீரிழிவு மாத்திரைகள் மற்றும் குளோரோபுரோமசின் என்ற மன அமைதி மருந்துகள், ஈரலில் பித்தநீர் தேக்கத்தை உண்டாக்கி அழற்சியை ஏற்படுத்தும். டெட்ரா சைக்கிளின் என்ற ஆன்டிபயாடிக் மருந்து ஈரலில் கொழுப்பை அதிகமாக்கும். ஹாலத்தேன், மீதையில் டோப்பா, ஐசோனியாசைட், (காசநோய் மருந்து) குளோரோதைசைடு ஆகியவை கல்லீரல் அழற்சியை உண்டாக்கும். கார்பன் டெட்ராகுளோரைடு, மஞ்சள் பாஸ்பரஸ், அமனிட்டா என்ற நாய்க்குடை, அசிட்டமின் மருந்து ஆகியவற்றினால் கல்லீரல் அழிவு ஏற்படும்.

4. குடி குடியைக் கெடுக்குமுன் முதலில் கல்லீரலையே தாக்குகிறது, கல்லீரல் அமீபாக் கட்டி
(Amoebic Liver abscess)

பொருளாதாரத்தில் பின்தங்கிய நாடுகளிலேதான் அமீபிக் ஈரல் கட்டி மிக அதிகமாகக் காணப்படுகிறது. கனடா போன்ற மேலை நாடுகளில் இக்கட்டி அறவே இல்லாத நிலையில் இருந்தாலும், சில வளர்ந்த மேலை நாடுகளில் வெகு அரிதாக அந்நாடுகளில் வசிக்கும்

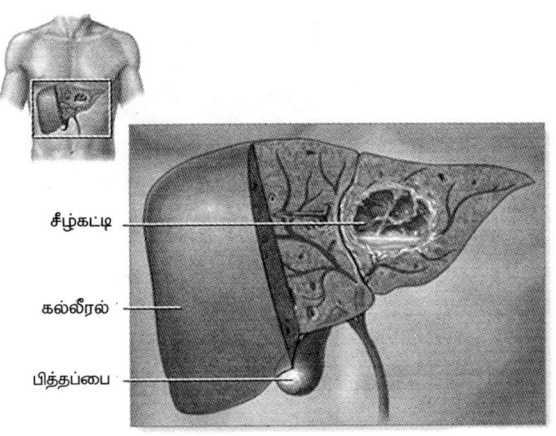

அமீபா சீழ்கட்டி

ஏழை மக்களிடம் காணப்படுகிறது. இந்நோய், ஏழை மக்களிடமே அதிகமாகக் காணப்பட்டாலும் மாவீரன் அலெக்சாண்டர், நெப்போலியன் போனபார்ட் போன்றவர்களின் மரணத்திற்கும் காரணமாகவும் கூறப்படுகிறது. உலகில் 10% மக்கள் அவதியுறுதலின் ஒரு கேடே கல்லீரல் அமீபா கட்டி ஆகும். இந்நோய் மிக அதிகமாக இந்தியா, மெக்சிகோ, மத்தியக் கிழக்கு நாடுகள், கொரியா மற்றும் தென் அமெரிக்காவிலும் காணப்படுகிறது. தண்ணீர், உணவு மாசுபடுவதால் இந்நோய் உண்டாகி மிகுந்த அளவு பரவுகிறது. மனநோயாளிகள், ஓரினச் சேர்க்கை, குறைந்த அளவு வருமான வாழ்வு ஆகியவை இந்நோய்க்கு ஆளாகும் வாய்ப்பை அதிகரிக்கிறது.

நோய்க் குறியியல்

கல்லீரலை, அமீபா எப்படித் தாக்குகிறது? என்பதை இன்னும் சரியாக அறிய முடியவில்லை. ஆனால், ஈரலை அமீபா போர்ட்டல் சிரை வழியாகத்தான் அடைகிறது.

அமீபா தன் அருகில் உள்ள பொருளை விழுங்கும் சக்தி உள்ள ஒட்டுண்ணி. மேலும் வெள்ளை அணுக்களை அழிக்கவல்லது. ஆகவே, பெரிய ஈரல் கட்டியை ஒரு சில அமீபாக்கள் அது வெளியிடும் நொதிகளாலும் அருகில் உள்ள பொருட்களை விழுங்குவதாலும் உண்டாகின்றன.

இரண்டாம் தடவையாக அமீபிக் சீழ்க்கட்டி மனிதனுக்கு உண்டாவது மிக அரிதாகும். இக்கட்டி உருவாவதற்குச் சத்துணவு இன்மையும், மன உளைச்சலும், மதுவும் காரணமாகிறது.

அமீபிக் ஈரல் சீழ்க்கட்டியில் ஈரல் வீங்கிக் காணப்படும். அதிலும் குறிப்பாக, எப்பக்கத்தில் சீழ்க்கட்டி ஏற்படுகிறதோ? அப்பக்கம் மிகப் பெரிதாகக் காணப்படும். சீழ்க்கட்டி ஈரலின் மேற்பரப்பில் இருப்பின், அவ்விடம் சற்று உயர்ந்து காணப்படும். வலது பக்க ஈரல் சீழ்க்கட்டி இடதுபக்க ஈரல் கட்டியைக் காட்டிலும் சற்று கூடுதலாகவே காணப்படுகிறது. இச்சீழ்க்கட்டி சாதாரணமாக ஒரு பெரிய கட்டியாகத் தோன்றினாலும், மிக அரிதாக பல சீழ்க்கட்டிகள் தோன்ற வாய்ப்பு உண்டு.

ஈரல் சீழ்க்கட்டியுடன் மஞ்சள்காமாலை சுமார் 28% ஏற்படுகிறது. மஞ்சள்காமாலையுடன் பல ஈரல் சீழ்க்கட்டிகளுடனோ அல்லது வலதுபுற ஈரலின் அடியிலோ காணப்படும். சீழ்க்கட்டியுடன் மஞ்சள் காமாலை ஏற்பட்டால் உடல் மிக மோசமான நிலைக்குத் தள்ளப்படும்.

ஈரல் வேலை செய்யும் நிலையை அறியும் சோதனைகள்

பிலிரூபின் 20-30% உயர்ந்தும், ஆல்கலின் பாஸ்படேஸ் 66% கூடுதலாகவும், ட்ரான்ஸ் அமினேஸ் நொதிகள் மிகக் குறைவாகவும் காணப்படும். இரத்தத்தில் ஆல்புமின் குறைந்து காணப்படும்.

எக்ஸ்ரே சோதனைகள்

எக்ஸ்ரே சோதனையில் கட்டி மேற்புறமாக இருப்பதால் வலதுபுற ஈரல் சீழ்க்கட்டி மேற்புறத்தில் இருப்பின், உதரவிதானம் மேலே உயர்ந்து காணப்படும்.

சி.டி. ஸ்கேன், அல்ட்ரா ஸ்கேன் மூலமும் கட்டியை அறிய முடியும். இவற்றின் துணையுடன், ஊசி மூலமும் கட்டியில் உள்ள திரவத்தை அகற்ற முடியும். கட்டியில் உள்ள சீழ், பொதுவாக கொழகொழப்பாக சாக்லேட் நிறத்தில் காணப்படும்.

உரிய மருத்துவம் தேவை. இல்லையேல் அருகில் உள்ள உறுப்பில் தெறித்துப் பரவும்

இக்கட்டி, அருகில் உள்ள உறுப்பினுள் உடையும் வாய்ப்பு உண்டு. வலதுபுற ஈரல் சீழ்க்கட்டி உதர விதானத்தில் அருகில் இருப்பின், இதன் அருகில் உள்ள நார்த்திசு மூலம் நிணநீர் அல்லது இரத்தத்தின் மூலமோ, நுரையீரல் உறையினுள் அமீபா ஒட்டுண்ணி தொற்று பரவலாம்.

ஈரல் சீழ்க்கட்டி, ஈரலின் மேற்புறத்தில் இருப்பின், வயிற்றில் உள் அறைக்குள் வெடித்து, வயிற்று உள்ளுறை அழற்சி ஏற்படும்.

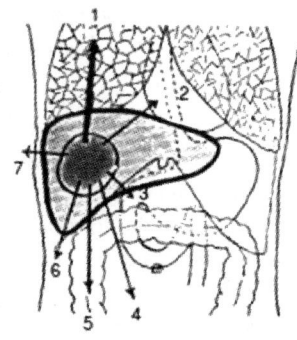

கல்லீரல் சீழ்க்கட்டி
தெறித்துப் பரவும் இடங்கள்

1. நுரையீரல் உறை
2. இதய உறை
3. முன் சிறுகுடல்
4. வயிற்றறையினுள்
5. பெருங்குடல்
6. கல்லீரலுக்குக் கீழ் மோரிசன் பை
7. தோலுக்கு வெளியில்

அமீபிக் ஈரல் சீழ்க்கட்டி நோயினால் மரண விழுக்காடு முந்தைய நூற்றாண்டை விட குறைவாகக் காணப்படுகிறது. ஈரல் சீழ்க்கட்டி, பொதுவாக ஆண்களுக்கு உரிய நோய் என்றும் சூற்பை ஓய்விற்குப் பிறகு பெண்ணுக்கும், ஆணுக்கும் ஏறத்தாழ சமமான விகிதத்திலேயே ஏற்படுகிறது. இவர்களுக்கு 21 வயதில் இருந்து 50 வயது வரை காணப்படுகிறது. ஆண்களுக்கு மட்டும் அதிகமாக இச்சீழ்க்கட்டி காணப் படுவது ஏன்? என்பது இன்னும் அறிவியல் அறியாத உண்மையாகும்.

அறிகுறிகள்

சாதாரணமாகக் காய்ச்சல், ஈரல் அருகில் வலி ஆகியவை சுமார் ஒரிரு வாரங்கள் வரை நோய்த் தாக்குதலுக்கு ஏற்றவாறு காணப்படும். சுரம் மிகக் குறைவாகவோ அல்லது நடுக்கலுடன் கூடியதாகவோ தோன்றும். வலி மேல்வயிற்றில் பரவி இருப்பினும் கூடுதலான வலி சீழ்க்கட்டி உள்ள இடத்தில் இருக்கும். சாதாரணமாக வலி மேற்புற வலது மேற்புற வயிற்றிலும், வலது அடிப்புற விலா எலும்பு இடைவெளிப் பகுதிகளிலேயும் காணப்படும்.

தகுந்த மருத்துவத்துடன் தொற்றைத் தடுப்பதன் மூலம் ஈரல் சீழ்க்கட்டி உள்ள இடம் 10இல் இருந்து 24 வாரத்திற்குள் பழைய நிலைக்கு வந்தடைகிறது. கட்டி மறுதடவை வராது. எனினும், மிக அரிதாகச் சிலருக்கு மீண்டும் தோன்றுகிறது. இதற்குக் காரணம் முதலில் ஏற்பட்ட கட்டிகள் முழுமையாகக் கரையாமல் இருந்து, மருத்துவத்திற்குப் பிறகு திரும்பவும் அறிகுறிகளை ஏற்படுத்துகின்றன என்றே கருதப்படுகிறது.

மருத்துவம்

அமீபா சீழ்க்கட்டிக்கு, மெட்ரோனிடசோல், குளோரோகுயின் போன்ற மருந்துகள் உதவும். அமீபாவுடன் சுமார் 50% மற்ற பாக்டீரியாக்களும் சீழில் காணப்படுகிறது.

மெட்ரோனிடசோல், ஈரல் மற்றும் குடல் தொற்றுக்கும் ஏற்றது. இவற்றைத் தவிர எதிர் உயிர் மருந்துகளும் அவசியம்.

ஊசி மூலம் கட்டியில் உள்ள திரவத்தை அகற்றும் முறை

சீழ்க்கட்டி தோலின் அருகில் உள்ள பொழுது, ஊசி மூலம் சீழை அகற்ற வேண்டும். இல்லையேல் அறுவைசிகிச்சை தேவைப்படும்.

5. நாய் வளர்ப்பவர்கள் - கவனம் தேவை
ஹைடாடிட் நோய் (நாய் நாடாப்பூச்சி நோய்)
(Hydatid Liver disease)

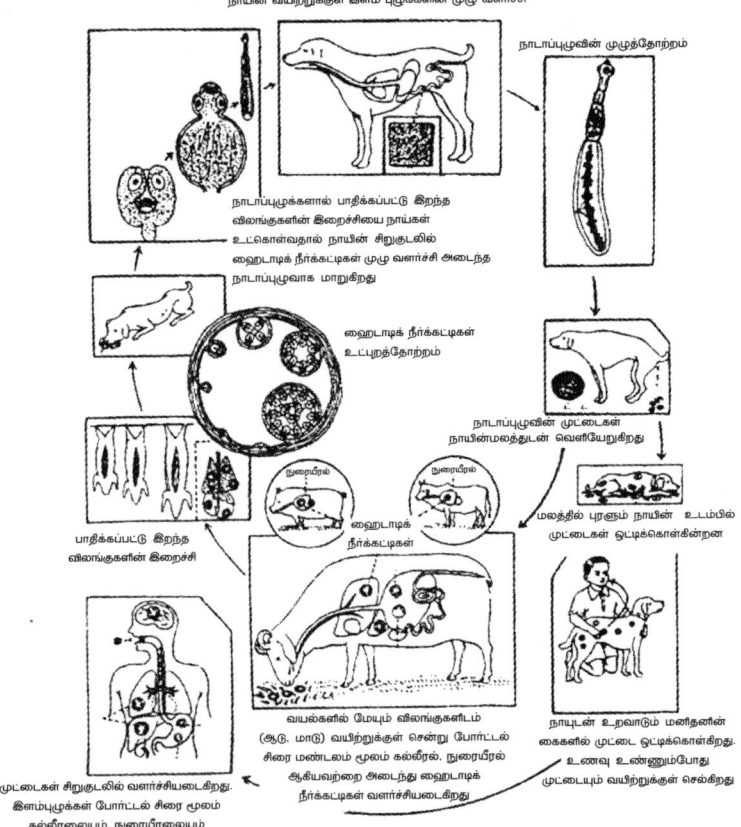

எக்கினோகாக்கஸ் கிரானுலோசிஸ் என்னும் நாடாப்பூச்சியினால் ஹைடாடிட் நோய் ஏற்படுகிறது. நாய்களைத் துணையாகக் கொண்டு ஆடுமாடுகள் மேய்க்கும் நாடுகளில் இது அதிகமாகக் காணப்படுகிறது. ஆஸ்திரேலியா, நியூசிலாந்து ஆகிய நாடுகளில் ஒரு காலத்தில் அதிகமாக இருந்தது. தற்பொழுது, அந்நாடுகளில் இந்நோய் ஒழிக்கப்பட்டுள்ளது.

லெபனான், ஈராக், உருகுவே, அர்ஜென்டைனா, இந்தியா போன்ற நாடுகளில் இன்னும் அதிகமாகக் காணப்படுகிறது. இந்தியாவில் பஞ்சாப், ஆந்திரா, தமிழ்நாடு ஆகிய மாநிலங்களில் அதிகமாகக் காணப்படுகிறது. தமிழ்நாட்டில் குறிப்பாக மதுரை மாவட்டத்தில் தான் இந்நோய்த் தாக்குதல் மிக அதிகமாகும்.

பூச்சியின் வாழ்க்கைச் சுழற்சி

இந்நோயை உண்டாக்கும் தொற்றுண்ணி இரண்டு வகைப்படும். 1-3.6 மி.மீ. நீளமுள்ளது. தலை 4 உறிஞ்சிகளைக் கொண்டது. உடல் 4-5 பகுதிகளைக் கொண்டது. பெரிதாக உள்ள பகுதியில் 400-800 முட்டைகள் இருக்கும். இதன் வளர்ச்சி நாயின் வயிற்றில் ஏற்பட்டு, மலத்துடன் முட்டைகள் வெளியாகும். நீரின் மூலம் மனிதனின் வயிற்றை அடைகிறது. முன்சிறு குடலில் முட்டையிலிருந்து பூச்சி வெளியாகி சிறு குடலை அடைகிறது. சிறுகுடலை அடைந்து சளிப்படலத்தின் வழியாகப் போர்ட்டல் இரத்த நாளத்தின் மூலம் கல்லீரலை அடைகிறது. அங்கு வளர்ந்து ஹைடாடிட் பைமுண்டை உண்டாக்குகிறது.

அறிகுறிகள்

நோயின் அறிகுறி மிக மெதுவாகத் தோன்றுவதால் தொற்று ஏற்பட்டவுடன் அறிகுறிகள் உண்டாவதில்லை. தொற்றுண்ணி ஒவ்வாமையினாலும் கட்டி ஏற்படுவதன் மூலமும் அறிகுறிகள் காணப்படும். கட்டி எவ்விடத்தில் தோன்றுகிறதோ? அதற்கேற்ப அறிகுறிகள் தோன்றும். பெரும்பாலும் கல்லீரலில் தான் 80% கட்டி தோன்றுகிறது. இது தவிர, உடலில் எந்த இடத்தில் தோன்றக்கூடும். ஆரம்பத்தில் சிறு கட்டிகள் உடைந்து ஒன்றுகூடி ஒன்றாக ஆகும். நம் நாட்டில் பெரும்பாலும் ஒற்றைக் கட்டியாகவே ஏற்படுகின்றது. நாய் நாடாப்பூச்சியினால் தோன்றும் நோய்க்கு ஹைடாடிட் பைமுண்டு என்று பெயர்.

கல்லீரல் நீர்க்கட்டி

அறிகுறிகள் ஏதும் இல்லாது, ஆண்டிற்கு 3-5 செ.மீ. என்ற அளவில் வளர்ச்சியடை கிறது. தொட்டால் கட்டியாகத் தோன்றும். கட்டியாக வயிறு முழுவதும் பெருத்த அளவிலும் தொல்லை தருவதில்லை. அல்ட்ரா ஸ்கேன், சி.டி. ஸ்கேன் ஆகிய பரிசோதனைகளில் எத்தனைக் கட்டிகள் எந்த இடத்தில் இருக்கின்றன? என்பன

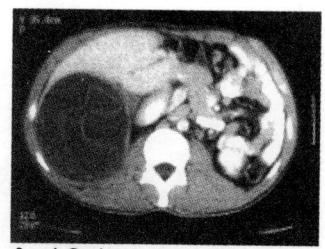

சி.டி.ஸ்கேன் - ஹைடாடிட் பைமுண்டு

போன்ற அனைத்து விவரங்களையும் அறிய முடியும். மேலும் கட்டியினுள் கட்டியின் உறைகள் மிதக்கும். இப் பரிசோதனையின் மூலம் அறுவை செய்து அகற்றியப் பின்னே சிகிச்சையின் வெற்றியை நிர்ணயிக்க முடியும். மார்பு எக்ஸ்ரே எடுத்து ஹைடாடிட் பைமுண்டு நுரையீரலில் உள்ளதா? என்பதையும் அறிய வேண்டும்.

இக்கட்டி உடைந்து வயிற்றுக்குள் இவை பதிவுற்று வளரும். சில சமயம், உதர விதானத்தைக் கிழித்துக்கொண்டு நுரையீரலினுள் நுழைந்து சீழ்க்கட்டி ஏற்படும். மேலும், இக்கட்டி பித்தநாளத்தினுள் வெடித்து உட்செல்லும்போது அடைப்பு மஞ்சள்காமாலை தோன்றும்.

சோதனை

அல்ட்ரா ஸ்கேன், சி.டி. ஸ்கேன் பகுப்பாய்வில் கட்டியையும் அதனுள் உள்ள சிறு கட்டிகளையும் அறியலாம். எக்ஸ்ரேயில் சில சமயம் சுண்ணாம்புப் படிவம் கட்டியைச் சுற்றிக் காணப்படும். எலிசா (Elisa) சோதனை மூலம் நோயை அறிய முடியும். கல்லீரல் இரத்தச் சோதனை, சி.டி. ஸ்கேன் சோதனையும் சில வேளைகளில் அவசியமாகிறது. கட்டியில் நீரை எடுத்து பரிசோதனை செய்யக்கூடாது. மருத்துவமாக அல்பெண்டசோல் மற்றும் சில சமயம் அறுவைசிகிச்சையும் தேவைப்படுகிறது.

தடுப்பு முறை அவசியம்: நாய் வளர்ப்பவர்கள் கவனிக்க!

தெரு நாய்களுக்குத் தடைவிதித்து வளர்ப்பு நாய்களுக்கு லைசென்ஸ் வழங்க வேண்டும். நாய்களுடன் பழகும் மனிதர்கள் அதனிடம் நெருங்கிப் பழகுவதைத் தவிர்த்து, அதன் மூலம் எந்நிலையிலும் உடலை அசுத்தப்படுத்தாமல்பாதுகாத்துக் கொள்ள வேண்டும். மேலும், வளர்ப்பு நாய்களுக்கு மருத்துவர் ஆலோசனையுடன் தடுப்பு ஊசி போட்டுவிட வேண்டும்.

6. மதுப்பிரியர்களே நன்றாகக் கவனியுங்கள்
கல்லீரல் இறுக்கி நோய் (Cirrhosis of liver)

தமிழ்நாட்டில் மதுவினால் அரசுக்கு வருமானம் 2600 கோடிக்கு மேல் என்கின்றனர். இம்மதுவினால் பட்டி தொட்டிகளில் எல்லாம் கல்லீரல் நாராகித் திசு அழிவு ஏற்பட்டு, வயிறு பெருத்து, சரியாக உண்ண முடியாதநிலை, குடும்பம் பாழாவதற்குமுன் கல்லீரல் பாழாகி விடுகிறது.

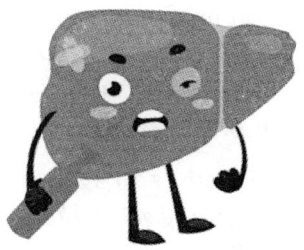

கல்லீரல் இறுக்கி நோய்

கல்லீரல் இறுக்கி நோயானது ஈரல் திசு அழிவு ஏற்பட்டபின் உண்டாகும் நாராதல் மற்றும் ஈரல் செல் திரும்ப வளர்வதற்குப் பின்பு,

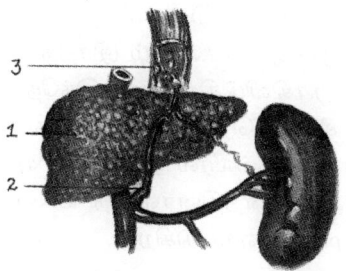

கல்லீரல் இறுக்கம்

கல்லீரலில் கண்டுள்ள இறுக்கம் காரணமாகச் சிரைகள் புடைத்துள்ளன.

(1) தழும்பேறிய கல்லீரல் சுருங்கி முடிச்சு முடிச்சாகத் தென்படுகிறது.
(2) கல்லீரலுக்குச் செல்லும் சிரை அடைபடுவதால் மாற்றுச் சிரை வழிகள் ஏற்படுகின்றன.
(3) இதன் காரணமாக உணவுக்குழாயில் சிரைகள் புடைத்துக் கொள்கின்றன.

முழு உறுப்பில் ஏற்படும் கேடேயாகும். நோயாளியைக் குழந்தை, சிறுவர் மற்றும் வாலிப வயதினர் என்று பிரித்துக்கொள்வது நோய் அறிதலுக்குச் சிறப்பாக உதவும். நோயாளிகளின் ஆரம்பக் காலங்களில் இக்காரணிகளால் சிறுகச்சிறுக ஈரல் கேடுற்று கல்லீரல் இறுக்கி நோய் உண்டாக எல்லா வயதினருக்கும் பல ஆண்டுகள் ஆகின்றன. எல்லா வயதினருக்கும் பொருந்தக்கூடிய ஒரு காரணம் அடைப்பினால் தோன்றும் மஞ்சள் காமாலையாகும். இறுக்கி நோய்க்கு நான்கு விதமான காரணங்கள் சொல்லப்படுகின்றன. அவையாவன:

1. அமெரிக்கா, ஐரோப்பா போன்ற மேலை நாடுகளில் மது அதிகமாக அருந்துவதன் காரணமாக இறுக்கி நோய்க்கு சுமார் 90 விழுக்காடு ஆளாகியுள்ளனர்.

2. வைரஸ் கல்லீரல் அழற்சியினால் எவ்வளவு விழுக்காடு கல்லீரல் இறுக்கிநோய் ஏற்படுகிறது? என்பது சரியாக அறியப்படவில்லை. எனினும் இடத்திற்குத் தகுந்த மாதிரியாக நோய் விழுக்காடு கூடியும், குறைந்தும் காணப்படுகிறது.

3. மூன்றாவதாக, பித்தம் சார்ந்த கல்லீரல் இறுக்கி நோய் தோன்றினாலும் முதல் நிலை பித்தம் சார்ந்த இறுக்கி நோயிலிருந்து வேறுபடுத்தி அறிய வேண்டும். முதல்நிலை நோய் தானாக ஏற்படும்.

4. சத்துணவுக் குறைபாடு, அதாவது வெப்ப நாடுகளில் புரதச்சத்துக் குறைபாடு உள்ள நிலையில் சில வகை நச்சுத் தொற்று கல்லீரல் இறுக்கி நோயைத் தோற்றுவிக்கிறது.

உண்மையான கல்லீரல் இறுக்கிநோய் தொற்றுண்ணியினால் தோன்றாது. கல்லீரலுக்குச் செல்லும் இரத்த ஓட்டம் தடைப்பட்டுக் கல்லீரல் திசுக்கள் நாராகிவிடுகின்றன. இந்நோய் மிகவும் அதிகமாக எகிப்து, ஜப்பான், சீனா, தென்னாப்பிரிக்கா போன்ற நாடுகளில் காணப்படுகிறது. தொற்று, கல்லீரல் அழற்சி 'பி'யுடன் இந்நோய் சேர்ந்து காணப்படுவதால் எக்காரணத்தினால் நோய் தோன்றுகிறது என்பதில் சில சமயங்களில் குழப்பம் ஏற்படுகிறது.

கட்டி தோன்றும் வகைகள்,
1. நுண்ணிய கட்டிகள்

இக்கட்டிகள் நார்த்திசுக்களுக்கு இடையில் உற்பத்தியாகி, ஒழுங்காக 3 மி.மீ. குறுக்களவுக்குக் காணப்படும். பொதுவாக, மது அருந்துபவர்களுக்கு அதிக விழுக்காடு காணப்படும்.

2. பெரிய கட்டிகள்

நார்த்திசுக்களுக்கு இடையில் மாறுபட்ட அளவு பருமனில் 3 மி.மீ. அதிகமாக, ஈரல் பரப்பில் காணப்படும். இவை திசு அழிவிற்குப்பின் ஏற்படுபவை எனப்படுகிறது.

3. கட்டிகள் கலந்த நிலை

இவ்வகையில் கல்லீரல் கட்டிகள் மேற்கூறிய இரண்டு வகைகளுடன் சேர்ந்து காணப்படும்.

நோய்க்குறி அறிதல்

பரவலாகக் கல்லீரலில் செல் அழிவும், திசுக்கள் நாராதலும் ஏற்படுகிறது.

அறிகுறிகள்

ஆரம்ப நிலையில் நீண்ட நாட்களுக்கு நோய் எந்தவித அறிகுறிகளையும் ஏற்படுத்துவதில்லை. சில நபருக்குக் கல்லீரல் வீங்கும். திரும்பத் திரும்பக் குறைந்த அளவிலான மஞ்சள்காமாலையுடன், மேல் வயிற்று வலியும், வாந்தியும் தோன்றும். இவ்வாறு ஏற்படும் ஒவ்வொரு பாதிப்புக்கும் கல்லீரல் செல் அழிவுற்று அதற்கு ஈடாக நார்த்திசு வளரும். மீதி உள்ள இடங்களில் செல்கள் பெருத்துக் காணப்படும்.

கல்லீரல் இறுக்கி நோயினால் கல்லீரல் செல் செயலிழப்பு, போர்ட்டல் மிகை அழுத்தம், உடலின் நீர்த்தேக்கம் தோன்றும். அதன் பிறகு கல்லீரல் சுருங்க ஆரம்பிக்கும். மண்ணீரல் பெருக்கம் போர்ட்டல் அழுத்தத்தைப் பொறுத்து அமையும். வேலை செய்யும் கல்லீரல் திசுக்கள் அழிந்து, கல்லீரல் செல் செயல்திறன் பழுது ஏற்படும். இக்காலத்தில், குறிப்பாக மது அருந்தும் நபர்களுக்கு இரண்டு அறிகுறிகளும் தோன்றும்.

1. எட்டுக்கால் பூச்சி அமைப்பை ஒத்த சிவந்த புள்ளிகள், முகம், கழுத்து, தோல்பட்டை மேற்புற கை ஆகிய இடங்களில் காணப்படும். இவை, செல் ஆய்வின்படி தமனி நாளம் அதிகமாக வளர்ந்து சிறு தமனிகளாகப் பிரிந்து காணப்படுகின்றன.

2. உள்ளங்கை சிவந்து வெதுவெதுப்பாக இருக்கும். உணவுக் குழாயில் சிரை நாளங்கள் தடித்து, சுருண்டு, வீங்கி, நீண்டு காணப்படுவதில் இரத்த ஒழுக்கு சுமார் 40% தோன்றும். தொப்புளைச் சுற்றி வயிற்றின் மேல்புறம் உள்ள சிரை நாளங்கள் அரிதாகத் தடித்துப் பரவிக் காணப்படும். வயிற்றில் நீர்த்தேக்கம் நாளுக்கு நாள் அதிகரிக்கும். உடலில் ஈஸ்ட்ரோஜன் அதிகமாவதால் விரை சூம்பல், மார்பக வீக்கம் ஏற்படும். ஏனெனில், கல்லீரல் பழுதுபட்ட நிலையில் ஈஸ்ட்ரோஜனை

நடுநிலைப்படுத்த முடிவதில்லை. இதற்கு மாறாக, பெண்களுக்கு ஆண் தன்மைக்கான அறிகுறிகள் தோன்றும். நான்கு, ஐந்தாவது விரலுக்குக்கீழ் கையில் பிடிப்பு, தடிப்புடன் காணப்படும். இரத்த

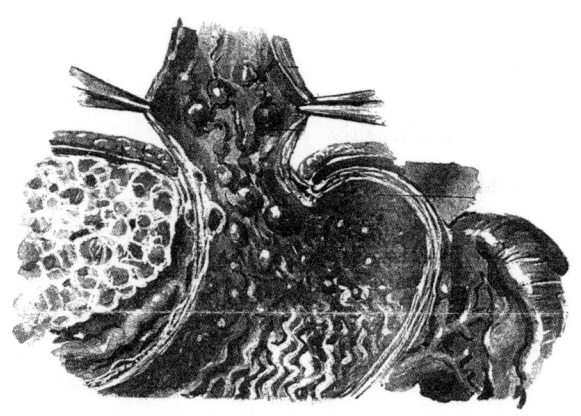

இரைப்பையில்
கல்லீரல் நோய் காரணமாக உணவுக்குழாய்
சிரைகள் புடைத்துள்ளன.
இரத்தப்போக்கு இதனால் ஏற்படக்கூடும்.

மது அருந்துவதால் ஏற்படும் கல்லீரல் நோயால் சிரைப்புடைப்பும் இரத்தப் போக்கும்

ஒழுக்கு பெருத்த சிரை நாளங்களில் இல்லாதிருந்தாலும், நோயாளிகள் கல்லீரல் பழுதினால் மரணமடைவார்கள். இவ்விறப்பு, குறிப்பாக மது அருந்துவதைத் தொடரும் நிலையிலேயே அதிகமாக ஏற்படுகிறது.

நோயுடன் சேர்ந்து காணப்படுபவை

எந்த வகையான மண்ணீரல் வீக்கம் இருந்தாலும், கல்லீரல் இறுக்கி நோயுடன், கணைய அழற்சி (பொதுவாக மது அருந்துபவருக்கு), இரைப்பை குடல், இரத்த ஒழுக்கு, வயிற்றுப் புண், கல்லீரல் முதல் நிலைப் புற்று மற்றும் தொற்றும் ஏற்படும்.

கல்லீரல் சோதனைகள்

சோதனைகளில் ஆரம்பத்தில் மாறுதல்கள் இராது. ஆனால், கல்லீரல் இறுக்கி நோய், உடலினால் சமன்படாத நிலையில், யூரோபிலினோஜன் சிறுநீரில் அதிகமாகவும், சீரம் ஆல்புமின் அதிகமாகவும் காணப்படும். நோயைச் சரிவர அறியவும், நோயின் முன்னேற்றத்தைக் கணக்கிடவும் கல்லீரல் திசுப் பரிசோதனை அவசியம். இத்துடன் அல்ட்ரா ஸ்கேன், சிடி. ஸ்கேன் நோயை அறிய உதவும்.

மருத்துவம்

குறிப்பிட்ட மருத்துவம் என்பது கல்லீரல் இறுக்கி நோய்க்குக் கிடையாது. இருப்பினும் கீழ்க்காணும் மருத்துவம் துணைபுரியும்.

1. அதிக குளுகோஸ் அருந்துவது, மதுவைத் தவிர்ப்பது, கல்லீரல் செயலொழிவு இல்லாத நிலையில் புரத உணவு, நாட்பட்ட திடீர் கல்லீரல் அழற்சிக்கு மட்டும் ஸ்டீராய்டு மருத்துவம்.

வயிறு நீர்க்கோர்வை (மகோதரம்) (Ascites)

வயிற்றில் நீர் கோத்து இருப்பின் இதய, சிறுநீரக, கல்லீரல் நோயாக இருக்கலாம், புற்று நோய்க்கான அறிகுறியாகக்கூட இருக்கலாம் கவனம் தேவை.

வயிற்றில் நீர் கோர்ப்பதற்கான காரணங்களை அறிவது சிக்கலான தாகும். 1. கல்லீரலில் மிகை நிணநீர்ச் சுரப்பு, 2. பிளாஸ்மாவில் ஆல்புமின் குறைவு, 3. சிறுநீரகக் கோளாறினால் உப்பும் நீரும் தேக்கமுறல்.

வயிற்றில் உள்ள வயிற்றுறைக் குழியில் திரவம் தேங்குவதையே வயிற்றுத் திரவத் தேக்கம் அல்லது மகோதரம் என அழைக்கிறோம். (Cirrhosis of Liver) *பல காரணங்களால் இது ஏற்பட்டாலும், பொதுவாகக் கல்லீரல் நாராகிக் கடினமாகும் நோயால் அதிகமாக ஏற்படுகிறது.*

நோய்க்கான காரணங்கள்

புற்றுநோய். (எ.கா.) கல்லீரல் புற்று, வயிற்றுறைப் புற்று, இதய செயலிழப்பு, கல்லீரல் நாராகிக் கடினமாதல். இரத்தத்தில் புரதக்குறைவு, சிறுநீரக நோய்குறித் தொகுதி, புரத இழப்பை ஏற்படுத்தும் குடல் வலுவிழப்பு, ஊட்டச்சத்து குறைவு நோய்

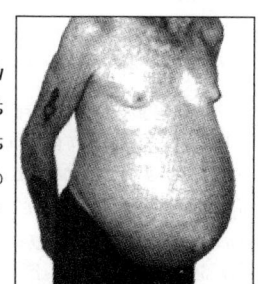

வயிறு நீர்க்கோர்வை

தொற்றுக்கள்

அ. காசநோய், ஆ. பாக்டீரிய குடல் வயிற்றுறை அழற்சி, கணைய அழற்சி, நிணநீர் நாள அடைப்புகள் அரிதானவை, தைராய்டு குறைவு, சிறுநீரகச் சுத்திகரிப்பு.

நோய்க்குறிகள்

வயிற்றில் திரவத்தேக்கம் காரணமாக, வயிறு உப்பிக் காணப்படும். விலாப்புறங்கள் புடைத்துத் தென்படும், விரல் தட்டிப் பரிசோதித்தலில் மாறிப் படுக்கும் நிலையில் ஒலி மாற்றம் தென்படும். அதிக அளவில் திரவத் தேக்கம் உள்ளபோது, திரவ அதிர்வலைகளைக் காணலாம். வயிற்றில் திரவம் தேங்கும் அளவு 1000 மி.லி எட்டும் வரை மேற்கூறிய அறிகுறிகளை அறிய முடியாது.

மிகப்பெரிய தொப்புள் பிதுக்கம்

வயிற்று திரவத்தேக்கத்துடன் இணைந்து காணப்படும் மற்ற அறிகுறிகள்

தொப்புளின் இயல்பு நிலையில் மாற்றம், தொப்புள் பிதுக்கம், குடல் இறக்கங்கள், வயிற்றில் கோடுகள் ஏற்படல், முன்வயிற்றுச் சுவரில் உள்ள ரெக்டஸ் தசை விலகல், விரைப்பையில் நீர் வீக்கம், நுரையீரல் உறைகளில் திரவத் தேக்கம் (குறிப்பாக வலப்புறம்).

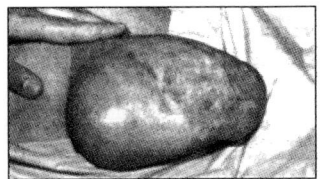

பரிசோதனைகள்

அல்ட்ரா ஸ்கேன் பகுப்பாய்வே மிகச் சிறந்ததாகும். அல்ட்ரா ஸ்கேன் பகுப்பாய்வு மூலம் மிகச் சிறிய அளவு திரவத் தேக்கத்தையும், உடல் பருமனானவர்களுக்கு ஏற்படும் திரவத் தேக்கத்தையும் எளிதில் அறியலாம்.

வயிற்றில் ஊசி செலுத்தித் திரவம் உறிஞ்சி எடுத்துப் பரிசோதித்தும் அறியலாம். இவ்வாறு உறிஞ்சப்படும் திரவம், கல்லீரல் நாராகும் நோயில் தெளிவாகவும் லேசான மஞ்சள் நிறத்துடனோ அல்லது லேசான பச்சை நிறத்துடனோ காணப்படும். தொற்று ஏற்படும்போது திரவம் கலங்கலாக வெளிப்படும். புற்று நோய்களில் இரத்தம் கலந்து வெளிப்படும். நிணநீர் அடைப்புகள் ஏற்படும்போது, பால் போன்ற நிறத்தில் திரவம் வெளிப்படும். பித்த நீருடன் தொடர்புகொண்டிருக்கும் போது பித்தம் கலந்து வெளிப்படும்.

வயிற்றிலிருந்து உறிஞ்சி எடுக்கப்படும் திரவத்தில் உயிரணுப் பரிசோதனைகள் மூலம் புற்றுச் செல்கள் உள்ளதா எனவும், வெள்ளையணு எண்ணிக்கை மிகும்போது தொற்று உள்ளதா எனவும் அறியலாம். தேவைப்படும்போது வயிற்று அக நோக்கியை உபயோகிக்கலாம். வயிற்றுத் திரவத் தேக்கத்தில் புரதத்தின் அளவு லிட்டருக்கு 25 கிராமுக்கு மேல் காணப்படும்போது காசநோய்த் தொற்றினாலோ, புற்றுநோய் களினாலோ கல்லீரல் சிரை அடைப்புகளாலோ, கணைய நோய் களினாலோ அரிதாகத் தைராய்டு குறைவினாலோ ஏற்பட்டதாகக் கொள்ளலாம்.

கல்லீரல் இறுக்கி நோய் - வயிற்று நீர்க்கோர்வை நோய்க்குறி

கல்லீரல் செயலிழப்பும், போர்ட்டல் சிரை மிகை இரத்த அழுத்தமும் பொதுவாக உடலில் சோடியத்தையும், நீரையும் தேங்கச் செய்கிறது.

மருத்துவம்

வயிற்றுத் திரவத் தேக்கத்திற்குச் செய்யப்படும் மருத்துவம், நோயாளிகளைச் சில சங்கடங்களிலிருந்து விடுவிக்கிறது. ஆனால்,

அவர்கள் வாழ்நாட்களை நீட்டிக்க உதவுவதில்லை. முறையற்ற தீவிர மருத்துவத்தால் திரவ எலக்ரோலைட் (உப்பு) சமன்பாடு சிதைந்து கல்லீரல் மூளை வலுவிழப்பு ஏற்படலாம்.

உடலில் சோடியம் (உப்பு) அளவைக் குறைக்கவும், நீர் பருகுவதைக் குறைக்கவும், சிறுநீர் அதிகரிப்பை ஏற்படுத்தவும் உதவ வேண்டும். தேவைப்படும்போது, நேரடியாக ஊசி மூலம் திரவத்தை எடுத்து வெளியேற்றலாம். திரவக் குறைப்பு நடவடிக்கைகளின்போது நாளொன்றிற்கு 900 மி.லிக்கு மேல் இழப்பு ஏற்படாமல் பார்த்துக் கொள்ள வேண்டும். தினமும் எடை அளக்கப்பட வேண்டும். நாளொன்றிற்கு ஒரு கிலோவிற்கு மேல் குறைவு ஏற்படக் கூடாது.

இந்நோயுள்ளவர்களுக்கு ஆல்புமின் எனும் புரதம் இரத்தத்தில் குறைந்துவிடும். இந்நிலையில், அதை ஈடுசெய்ய ஆல்புமின் செலுத்த வேண்டியது உடலைச் சீராக்க உதவும். மேலும், கல்லீரல் கெட்டுப்போன நிலையில் கல்லீரல் மாற்று அறுவைசிகிச்சை தேவைப்படும்.

வயிற்றில் நீர்க்கோர்வையை அறியும் முறைகள்

வயிற்றில் நீர் கோர்த்திருப்பதும் இதய மற்றும் சிறுநீரக, உணவுப் பற்றாக்குறை, வயிற்றினில் ஏற்படும் புற்று நோய்களினாலும் அறியப்படும். இவற்றை வேறுபடுத்தி அறிந்து மருத்துவம் அளிப்பதற்கு முன்பு சிறிதளவு வயிற்றில் உள்ள நீரை உறிஞ்சி சோதனை செய்து, அவற்றில் எவ்வளவு வெள்ளை அணுக்கள் உள்ளன என்பதையும், நுண்ணுயிர் அல்லது புற்று செல்கள் உள்ளதா என்பதையும் அறிய வேண்டும். இந்நீரில் அதிக அமைலேஸ் இருப்பின், கணைய நோய் காரணமாக இருக்கலாம். பால் போன்ற திரவம் இருப்பின், அவை நிணநீர் மண்டலக் கோளாறினால் இருக்கக்கூடும்.

குறைந்த அளவில் உப்பு சேர்த்துக்கொள்ள வேண்டும். நீர் அருந்துவதைக் குறைக்கத் தேவையில்லை. பொட்டாசியம் உடலில் குறைந்து இருப்பின், அவற்றைச் சரிசெய்ய வேண்டும். சிறுநீர் சுரக்க உதவும் மருந்துகள் நோயைக் கட்டுப்படுத்த உதவும்.

7. கல்லீரல் புற்று (Hepato Cellular Carcinoma)

இப்புற்று பொதுவாக ஆரம்ப நிலையில் ஏதொரு அறிகுறியையும் உண்டாக்குவதில்லை. ஆகவே, பெரும்பாலான நோயாளிகள் நாட்பட்ட நிலையிலேயே மருத்துவரை நாடுகின்றனர். இருப்பினும் வயிற்றின் வலதுபுற வலி, பசியின்மையுடன் கட்டி இருப்பின் சோதனை அவசியம். இது, பெரும்பாலும் நாட்பட மது அருந்துபவர்கள், புகைபிடிப்பவர்கள், ஆண்மை ஊக்க மருந்து அடிக்கடி பயன்படுத்துபவர்கள், கருத்தடை

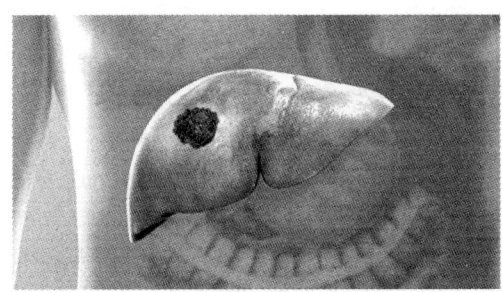

கல்லீரல் புற்று

மருந்து, ஸ்டீராய்டு, பிளாஸ்டிக் தொழிற்சாலையில் வேலை பார்ப்பவர்களுக்கும் மிகுதியாக ஏற்படுகிறது. இது தவிர, வேர்க்கடலையைச் சரியாக பாதுகாக்காது வைத்திருந்து பயன்படுத்தும்பொழுது, இப்புற்று தோன்றலாம்.

கல்லீரலின் செல்களிலிருந்தே 80% புற்று உண்டாகிறது. கல்லீரல் புற்று மிக அதிகமாக, சீனா, தென் கிழக்கு ஆசியா, தென் மேற்கு ஆப்பிரிக்கா, சிங்கப்பூர், தைவான், ஹாங்காங்கில் சீனர்கள் வாழும் இடங்களில் மிக அதிகமாகவும், இடைப்பட்ட அளவில் ஜப்பான், பல்கேரியா, போலந்து, பிரான்ஸ், ஹங்கேரி, யூக்கோஸ்லேவியா, பெல்ஜியம், ஆஸ்டிரியா, ஹவாய் நாடுகளிலும், குறைந்த அளவில் இங்கிலாந்து, அமெரிக்கா, கனடா, ஆஸ்திரேலியா, இஸ்ரேல், இந்தியா போன்ற நாடுகளிலும் காணப்படுகிறது. உலகம் முழுவதும் இப்புற்று ஆண்களுக்கே மிக அதிகமாகக் காணப்படுகிறது. (7:5) இப்புற்று தோன்றும் வயது, ஆப்பிரிக்காவில் சராசரியாக நாற்பதும், ஆசியாவில் ஐம்பதும் ஆகும்.

புற்று ஏற்படுவதற்கான அபாயக் கூறுகள்

வெப்பநாடுகளில், போதிய சத்துணவு இன்மையே இப்புற்று தோன்றக் காரணமாக அமைகிறது. தானியங்களை அறுவடைக்குப்பின் உலர்த்தாது சேமித்து வைக்கும்பொழுது, பூஞ்சை உண்டாகி இப்புற்றை ஏற்படுத்தும். இவைகளில் முக்கியமாவது, நிலக்கடலையில் உண்டாகும் அப்லோடாக்சின் என்ற பூஞ்சணமே. இப்புற்று வைரஸ் கல்லீரல் பி,சி அழற்சியினால் புற்று உண்டாகும் விழுக்காடு நாளுக்கு நாள் அதிகரித்துவருகிறது. குறைந்த விழுக்காடுகளில் உண்டாகும் மேலை நாடுகளில் ஆண்களுக்கு அதிகமாக உண்டாகக் காரணம், மது அருந்துவதால் ஏற்படும் கல்லீரல் இறுக்கம் என்ற 'சிரோசிஸ்' நோயினால் ஆகும். கல்லீரலில் புற்று பல இடங்களில் ஒரே நேரத்தில் தோன்றும். இதைத் தவிர, நோய்வரக் காரணமாகக் கூறப்படுபவை,

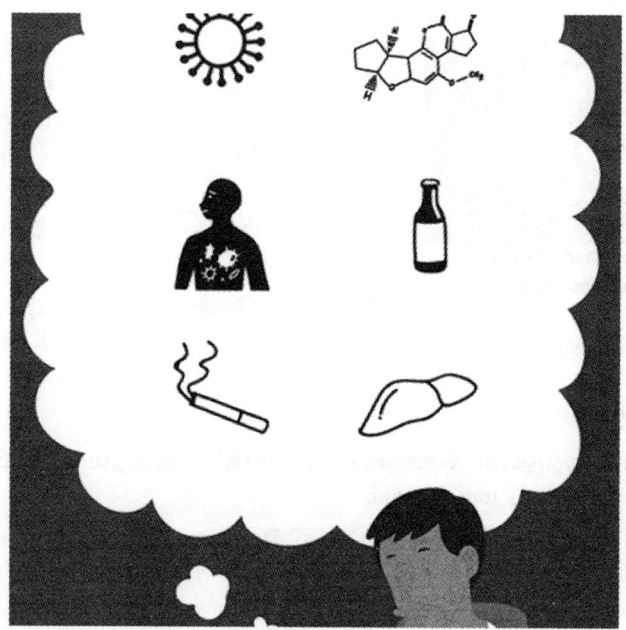

கல்லீரல் புற்றைத் தடுக்க உதவும் காரணிகள்

1. ஹெப்படைட்டிஸ் பி & சி தவிர்த்தல்
2. அப்லோடாக்சின் இடர்காப்பு
3. தடுப்பாற்றலை கூட்டுவது
4. மிகையான மது தவிர்ப்பது
5. புகைபிடித்தல்
6. கல்லீரல் நோய்கள் வராது பாதுகாத்தல்

ஊடுகதிர், ஆன்ட்ரோஜன், ஆர்சனிக் மருந்துகளும் மற்றும் ஒட்டுண்ணிகளால் ஏற்படும் நாட்பட்ட சிரை அடைப்புகளும் ஆகும்.

நோய் அறிதல்

நோய் உண்டான மூன்று மாதத்திற்குப் பிறகு, சுமார் 50% நோய்க்குறிகளை உண்டாக்குகிறது. இப்புற்று உள்ளவர்களுக்கு வலப்புற வயிற்றுவலி, வலது மேல்வயிற்றில் கட்டி, பசியின்மை, எடை குறைவு, வயிற்றில் நீர்த்தேக்கம் ஆகியவை தோன்றினாலும் மொத்தத்தில் மூன்றில் ஒருவர்க்கு எந்தவித அறிகுறியும் இன்றி இருப்பார்கள். இவற்றைத் தவிர, மார்பக வீக்கம், காய்ச்சல், இரைப்பை, குடல் இரத்த ஒழுக்கு, இரத்தத்தில் அதிகமான கால்சியம் மற்றும் ஆழ்ந்த மயக்கம் ஆகியன தோன்றும். இப்புற்றுடன் காய்ச்சல் தோன்றுகையில் அமீபிக் சீழ்க்கட்டிபோல் தோன்றும். பற்றுகை கல்லீரலுள்ளும் அருகில் உள்ள நிணநீர்க் கழலைகளிலும் மற்றும் நெஞ்சுக்குழி, கழுத்து ஆகியவற்றிலும் உண்டாகும்.

சோதனை

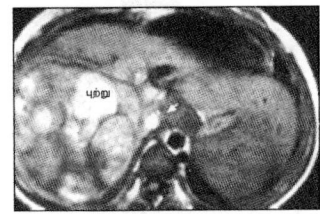

சி.டி. ஸ்கேன் - மொசைக் மாதிரியான கல்லீரல் புற்று

இரத்தத்தில் ஆல்பா, பீட்டா புரோட்டீன் 70% (100 கி.கி. மேல் உயர்ந்து காணப்படும்) மற்றும் டெசிகார்பசி புரோதிராம்பின் அளவு அதிகமாக இருக்கும். இத்துடன், சி.இ.ஏ (Carcino Embryonic Antigen - CEA) அளவு உயர்ந்து இருப்பதும் இந்நோயை உறுதி செய்யும்.

அல்ட்ரா ஸ்கேன் சோதனையும் மற்றும் சி.டி. ஸ்கேனும் உதவும். வயிற்றை உள்நோக்கி மூலம் கட்டியை நேரடியாகப் பார்த்து, திசு அகற்று சோதனை செய்தால், 90% வரை நோயைச் சரிவர அறிய முடியும்.

அறுவை மருத்துவம்: சென்னை ஸ்டான்லி மருத்துவமனையில் கல்லீரல் அறுவை மருத்துவம்

ஈரல் அறுவையானது, கட்டியின் அளவு இருக்கும் இடத்தைப் பொறுத்தது. கல்லீரல் இறுக்கத்துடன் புற்று முற்றி இருப்பின் அகற்றுவது சுலபம். இந்த அறுவைக் கட்டிகளை அறுவையின் மூலம் 1-2 செ.மீ. புற்று பாதிக்காத இடத்தில் அகற்றுவது சுலபம். இந்த அறுவை அல்ட்ரா ஸ்கேன் அல்லது லேசர் உதவியுடன் செய்வது சிறந்தது. ஈரல் மாற்று அறுவைக் உலகில் பல பாகங்களில் செய்யப் படுகிறது. புற்றை அகற்ற முடியாதபொழுது, பித்தநாளத் தமனி கட்டப்பட்டு ஓட்டம் தடை செய்யப்படுகிறது. தற்காலிக மருத்துவமாக, புற்றுச் செல் அழிப்பு மருந்தும் ஊடுகதிர் மருத்துவமும் கொடுக்கப் படுகிறது. இந்நோய் வராது தடுப்பதற்குக் கல்லீரல் அழற்சி நோய்க்கு

எதிர் ஊசி போட்டுக்கொள்ள வேண்டும். இந்நோய், தாயிடம் இருந்து குழந்தைகளுக்கு நஞ்சுக்கொடி மூலம்கூட பரவுவது உண்டு.

சி.டி. ஸ்கேன் - இரைப்பைப் புற்றினால் பரவிய இரண்டாம் நிலை கல்லீரல் புற்று வட்ட வட்டமாகத் தெரிகிறது

உடலில் மற்ற இடங்களில் உள்ள புற்று கல்லீரலைத் தாக்கும் விதம் (Secondary Carcinoma)

பொதுவாக நுரையீரல், மார்பகம், இரைப்பை, பெருங்குடல் மற்றும் இடுப்புக் குழியில் உள்ள உறுப்புகளில் உண்டாகும் புற்று ஒன்றாகவோ, பலவாகவோ கல்லீரல் இரண்டாம் நிலை பற்றுகையாகத் தோன்றக் கூடும். வயிற்றினுள் அல்ட்ரா ஸ்கேன் சோதனை மூலம் புற்றுகளை அறுவை புரியும் நிலையிலேயே அறிய முடியும். இப்புற்று வயிற்று உறையில் பரவிய நிலையில், வயிற்றில் நீர் தேங்கும்.

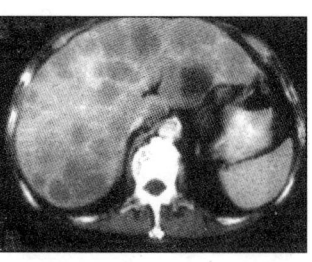

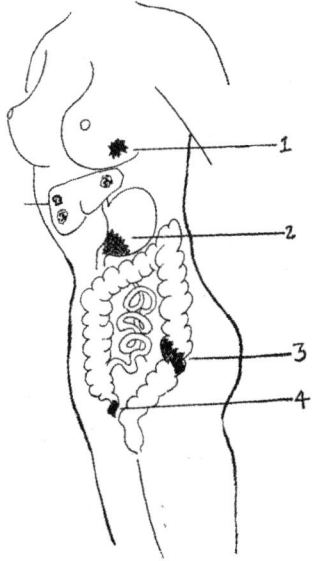

மற்ற உறுப்புகளிலிருந்து பரவும் கல்லீரல் புற்றுநோய்

சாதாரணமாகக் கல்லீரலில் ஏற்படும் புற்றுநோய் மற்ற உறுப்புகளிலிருந்து பரவுவதன் காரணமாக ஏற்படுகிறது. இந்த உறுப்புகள்:

(1) மார்பகம் (2) இரைப்பை
(3) பெருங்குடல் (4) குடல்வால் (கார்சினாய்ட்).

நோயாளிகளுக்குப் புற்று முற்றிய நிலையில் இரண்டாம் நிலை ஈரல் புற்று 30-50% வரை ஏற்படுகிறது. அப்படி ஏற்பட்ட நிலையில், அவர்கள் இரண்டிலிருந்து ஆறு மாதங்களே உயிர் வாழ்வார்கள். அறுவையோ அல்லது ஊடுகதிர் மருத்துவமோ தேவைப்படாது. புற்று செல் அழிப்பு மருந்துகள் சில சமயம் பயன்படும். புற்றுகை உண்டாவதற்கான உறுப்புகளில் மிக முக்கியமானது கல்லீரல்.

கார்சினாய்டு கட்டியினால் தோன்றும் புற்றுகை மிகக் குறைவு. தோன்றினால் மிகப் பெரிதாகக் காணப்படும். சிறுகுடல், நுரையீரல் ஆகிய உறுப்புகளில் இவ்வகைப் புற்று தோன்றுமாயின் கல்லீரலில் புற்றுகை தோன்றும்.

பற்றுகை மருத்துவம்

பொதுவாகப் பற்றுகை, மருத்துவத்திற்கு ஏற்றதாக அமைவதில்லை. கல்லீரல் தமனியைக் கட்டிவிடுவதால் இரத்த ஓட்டம் தடைபட்டு, புற்று எதிர் மருந்து கொடுத்தாலும் மருத்துவம் சிறப்பாக அமைவதில்லை. அரிதாக ஒரே ஒரு கட்டி மட்டும் இருப்பின் அப்பகுதியையும் அகற்றி, முதன்மை அறுவையுடன் சேர்த்து அறுவைசிகிச்சை செய்ய வேண்டும். இதனால் அந்நோயாளியின் வாழ்வு கூடுதலாகும். (எ.கா. பெருங்குடல் புற்று) இக்கட்டியே மேலெழுந்து இருப்பின், அவ்விடத்தை மட்டும் அகற்றுவது போதுமானது.

8. மண்ணீரல் (Spleen)

இயங்கியல்

மண்ணீரல் பணி இவைதான் என்று அறுதியிட்டுக் கூற முடியவில்லை. மண்ணீரல், உயிர் வாழ மிகவும் அவசியமான உறுப்பு அல்ல.

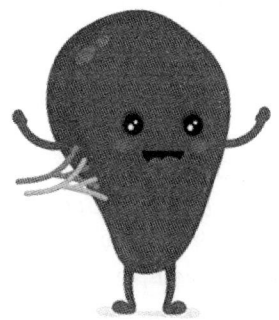

இரத்தப் புற்று (Leukaemia)
ஆரம்ப நிலையில் முழுகுணம் பெறலாம்

அடையார் புற்றுநோய் மருத்துவமனை தனியான துறையாக இயங்குகிறது. இரத்தத்தையும், இரத்த மஜ்ஜையையும் சோதனை செய்து இரத்தப்புற்றை அறிய வேண்டும். மருத்துவமாகப் புற்று எதிர் மருந்துகளும், ஊடுகதிர் மருத்துவமும், எலும்பு மஜ்ஜை மாற்றமும் செய்யப்படுகின்றன. மண்ணீரல் அகற்று அறுவை நாட்பட்ட மைலாய்டு இரத்தப் புற்றிற்குச் செய்தால், ஆரம்ப கால செல் உற்பத்தி குறைவோ அல்லது வாழ்நாள் அதிகரிப்போ இல்லை. ஆகவே, மண்ணீரல் அகற்று அறுவை, நாட்பட்ட மண்ணீரல் வீக்கம் எலும்பு மஜ்ஜை மாற்றினபொழுது மட்டும் தேவைப்படும். மிக அரிதாக அறிகுறிகளுடன்கூடிய மண்ணீரலை அகற்றும்பொழுது, ஆரம்ப செல்களை உற்பத்திசெய்யும் அறிகுறிகளிலிருந்து நிவாரணம் கிடைக்கும். ஆனால், இவை குறுகிய காலத்திற்கு மட்டுமே சிறந்ததாக அமையும். மேலும், அறுவையும் உடலுக்குக் கேடு விளைவிக்கலாம். மண்ணீரல் அறுவை, சில சமயங்களில் வலியுள்ள பெரிய மண்ணீரல், நாட்பட்ட நிணநீர் செல்களினால் உண்டாகும் இரத்தப் புற்றிற்குத்

தற்காலிக மருத்துவமாக அமையும். இம் மருந்துவம் அனுபவம் வாய்ந்த இரத்த அணு சிறப்பு மருத்துவரால் பரிந்துரைக்கப்பட வேண்டும்.

மண்ணீரல் நீர்க்கட்டி (splenic Cyst)

மிக அரிதாக, இடதுபுற வயிற்றில் கட்டி மிகுந்த அறிகுறிகளை உண்டாக்காது இருப்பின் அது, மண்ணீரலைச் சார்ந்த நோயாக இருக்கலாம், சோதனை தேவை. கட்டியா? அல்லது இரத்தப் புற்றா? (லுக்கிமியா) என்பதை வேறுபடுத்தி அறிய வேண்டும்.

மண்ணீரலில் நீர்க்கட்டி 80 விழுக்காடு தனித்து ஒன்றாகவே தோன்றுகிறது. நீர்க்கட்டியை அகற்றிப் பிரித்தறிய முடியாது. நார்த்திசுக்கள், பொய்ப்பைக்கு வெளியே மண்ணீரல் திசுக்களால் தோன்றும். இப்பைக்குள் நீர் அல்லது காயத்தினால் இரத்தம் கலந்து காணப்படும். நீர்க்கட்டி ஏற்படக் காரணம், வயிற்றுறைத் திசுக்கள் மண்ணீரலுடன் சேர்ந்திருப்பதால் ஆகும். நீர்க்கட்டி, மண்ணீரலின் அடிப்பகுதியில் சிறிதாகத் தோன்றி, மிகப் பெரிதாக வளரும். அதன் சுவர்கள் சுண்ணாம்பு படிந்து இருப்பின் எக்ஸ்ரே மூலம் அறிய முடியும். மேலும் இப்படத்தின் வாயிலாக இடத்தை விட்டு இரைப்பை நகர்ந்து இருப்பதையும், பெருங்குடல் அழுத்தத்தையும் அறிய முடியும்.

இப்பைமுண்டு 15-40 வயதில் இடப்புற வயிற்றில் சில சமயம் வலி, சுரத்துடன் காணப்படும். கட்டி இடப்புற மேல் வயிற்றில் ஆரம்பித்து தொப்புள்வரை பெருத்து, சற்றுக் கடினமாக பைமுண்டு அறிகுறிகளுடன் காணப்படும். இவ்வுறுப்பில் நீண்ட இரத்தக்குழாய் காம்பு உள்ளதால், வயிற்றினுள் இங்குமங்கும் நகர்ந்து சூற்பை பைமுண்டைப்போல் தோற்றமளிக்கும். எக்ஸ்ரேயில் சுண்ணாம்பு படிந்த நிலை தெரியவரும்.

ஒட்டுண்ணியைச் சாராத நீர்க்கட்டி இரண்டு வகைப்படும்.

1. உண்மையான வகை

இதில் சுவர்கள், எபிதீலியத்துடன் வயிற்றின் உள்ளுறையைப் போல் காணப்படும். காயம் அல்லது பிறவியினால் இவ்வித உள்ளுறைத் திசு குவிந்து கட்டி ஏற்படுகிறது. (எ.கா. பிறவி நீர்க்கட்டி)

2. பொய் நீர்க்கட்டி

இவ்வகையில் நார்த்திசுக்கள் மூலம் பல அறைகளுடன் பை காணப்படுகிறது. இதில் கருநிறச் சிவப்பாக இரத்தம் கலந்த நீர் மற்றும் கொலஸ்ட்ரால் படிவங்களுடன் காணப்படும். மண்ணீரல் காயத்தின் பொழுது ஏற்படும் இரத்தக் கசிவினால் இக்கட்டி ஏற்படக்கூடும்.

இதைத் தவிர, இரத்த நாளக்கட்டிகூட இவ்விதப் பைமுண்டை ஏற்படுத்தும்.

மருத்துவம்

பெரிய நீர்க்கட்டிகளை மண்ணீரலுடன் அகற்றுவதே சிறந்த முறை. அப்பொழுது, இரைப்பையிலிருந்து வரும் சிறு இரைப்பைத் தமனிகளைப் பிரித்து, அத்துடன் மண்ணீரல் தமனியை வெட்டிக் கட்டிய பின் மண்ணீரலை அகற்ற வேண்டும்.

மண்ணீரல் சீழ்க்கட்டி

மண்ணீரல் சீழ்க்கட்டி அரிதாகவே ஏற்படும். மண்ணீரல் காயத்திற்குப் பிறகு இரத்தக்கட்டி இருப்பின், தொற்று ஏற்பட்டு சீழ்க்கட்டியாக மாறும். தொற்று காதில் சீழ், புற்று, எய்ட்ஸ், எண்டோகார்டைடிஸ், பாலிசைத்திமியா, டைபாய்டு, எலும்பு அழற்சி முதலான நோய்களில் உடலின் மற்ற பாகங்களிலிருந்து இரத்தத்தின் மூலம் அடையக்கூடும். ஆனால், எல்லா நேரங்களிலும் காரணத்தைக் கண்டுபிடிக்க முடியாது. மண்ணீரல் சீழ்க்கட்டி பெருத்தும் வலியுடனும் காணப்படும். மிக அரிதாகக் கீழ்ப்புறத்தில் உள்ள இச்சீழ்க்கட்டி வயிற்றினுள் உடைந்து வயிற்றுறை அழற்சியை ஏற்படுத்தக்கூடும். மேற்புறத்தில் இருக்கும் சீழ்க்கட்டி உடைந்து, உதரவிதான அடிப்புறச் சீழ்க்கட்டியை உண்டாக்கும். பொதுவாக, சீழ்க்கட்டியை உண்டாக்குவது பாக்டீரியாக்களே.

பரிசோதனை

இ.எஸ்.ஆர்., மார்பக எக்ஸ்ரே, இரத்த நுண்ணுயிர் வளர்ப்புச் சோதனை, அல்ட்ரா ஸ்கேன், சி.டி. ஸ்கேன் இவற்றின் மூலம் இக்கட்டியை அறியத் துணைபுரியும்.

மருத்துவம்

மண்ணீரல், நார்த்திசுவுடன் வயிற்றுச் சுவருடன் ஒட்டி இருக்கும் பொழுது சீழை மட்டும் அகற்றுவது போதுமானது. மிக அரிதாக மண்ணீரலை விடுத்துச் சீழ்க்கட்டியை மட்டும் அகற்ற முடியும். ஸ்கேன் அல்லது சி.டி.ஸ்கேன் துணையுடன் சீழை மட்டும் அகற்றுவது எளிது. கடைநிலையாக மண்ணீரல் அகற்று அறுவை தேவைப்படும்.

9. பித்தப்பையும் பித்தநீர் நாளங்களும்
(The Gallbladder And Bile Ducts)

அமைப்பும் செயல்களும்

பித்தப்பை, பேரிக்காய் வடிவமுடையது. இது 7.5 செமீ முதல் 12.5 செமீ. வரை நீளமுடையது. 50 மி.லி. கொள்ளளவு உடையது. ஆனால், நோயுற்ற காலங்களில் இது விரிவடையும் தன்மை கொண்டது. இதன் அமைப்பைப் பொறுத்து அடிப்பகுதி, உடல், கழுத்து என மூன்றாகப் பிரிக்கப்பட்டுள்ளது. இதில், கழுத்துப்பகுதி குழாயாக முடிகிறது.

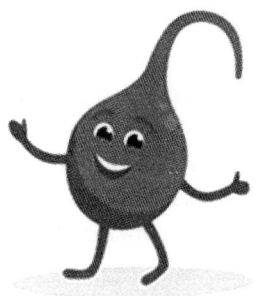

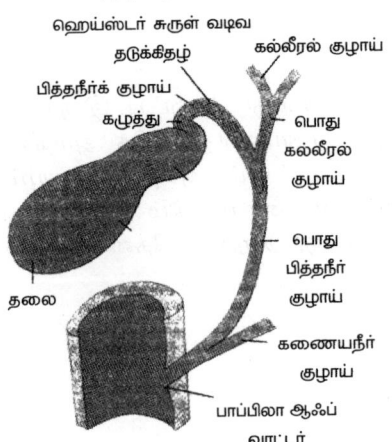

பித்தநீர் நாள அமைப்பு
- ஹெய்ஸ்டர் சுருள் வடிவ தடுக்கிதழ்
- கல்லீரல் குழாய்
- பித்தநீர்க் குழாய்
- கழுத்து
- பொது கல்லீரல் குழாய்
- தலை
- பொது பித்தநீர் குழாய்
- கணையநீர் குழாய்
- பாப்பிலா ஆஃப் வாட்டர்

இது முன்சிறு குடலின் முதற் பகுதியின் சுவரில் சாய்வாகச் சென்று சிறுகுடலினுள் திறக்கிறது. இது, சிறுகுடல் திறக்கும் பகுதியில் 'ஓடி' என்ற சுரிதசையினால் சூழப் பட்டுள்ளது. இது சிறுகுடலினுள் வேட்டரின் பாப்பிலா என்ற துளையில் முடிவடைகிறது.

பித்தப்பைக்கான சோதனைகள்
பித்தப்பை

கல்லீரலிலிருந்து வெளிப்படும் பித்தநீரானது, 97% நீரைக் கொண்ட தாகவும் 1-2% பித்த உப்புகளையும்,

1% பித்த நிறமிகள், கொழுப்பு அமிலம், கொழுப்புகளைக் கொண்ட தாகவும் உள்ளது. கல்லீரலானது ஒருமணி நேரத்திற்கு 40 மி.லி என்ற விகிதத்தில் பித்தநீரை வெளியேற்றுகிறது.

பித்தநீர் சேமிப்பு

பசியில்லா நிலையில் பித்தப்பை தசை மூலம் பித்தநீர்ப் பையில் உள்ள நீர் வெளியாவது தடுக்கப்படுவதுடன், கல்லீரலிலிருந்து வெளியேறும் பித்தநீர் பித்தப்பைக்குச் சென்றுவிடுகிறது. ஆனால், உணவு உண்டபின் பித்தப்பையின் சுருக்குதசை தளர்வதால், இப்பை சுருங்கிப் பித்தநீரானது சிறுகுடலுக்குள் செல்கிறது.

பித்தநீர் அடர்த்தி அதிகமாதல்

கல்லீரலில் பித்தநீர் சுரக்கிறது. இது சேமிக்கப்படும் இடம்தான் பித்தப்பை. சாப்பிடும் உணவு இரைப்பையில் அரைக்கப்பட்டுக் கூழாக முன்சிறுகுடலுக்கு (டியோனம்) வருகிறது. உணவில் இருக்கும் மாவு, புரதம், கொழுப்பு ஆகியவற்றைப் பொருத்து உடனடியாக ஏனைய என்சைம்கள் சுரந்து முன்சிறுகுடலில் விழும். உணவிலுள்ள கொழுப்பை, செரிமானம் செய்ய ஒரு ஹார்மோன் சுரக்கும். இந்நிலையில், மூளையின் உத்தரவு வந்ததுடன் பித்தநீர் வெளிப்பட்டு முன்சிறுகுடலுக்குப் பித்தநாளம் மூலம் வருகிறது.

பொதுவாகப் பித்தநீரில் கொழுப்பு அமிலம் கரையாது. ஆனாலும், எல்லோரது பித்தப்பையிலும் பித்த அமிலம் இல்லை. காரணம், பித்தநீரில் உள்ள பித்த அமிலம், கொழுப்பு அமிலத்தைத் தூய்மையாக்கி அது திரவ நிலையிலேயே இருக்க உதவுகிறது. கொழுப்பு பித்தநீரில் உள்ள உப்புக்களால் உறிஞ்சப்பட்டுச் சிறுகுடலில் செரிமானமாகிறது.

பித்தப்பை, சளிச்சவ்வானது நீர், சோடியம் குளோரைடு, பைகார்பனேட் ஆகியவற்றை உறிஞ்சி, பெருமளவு இரத்தத்திலும் சிறிதளவு நிணநீரிலும், கலக்கச்செய்கிறது. கல்லீரலிலிருந்து பித்தப்பைக்குச் சென்றடைந்தபின், பித்தநீர் 5 முதல் 10 மடங்கு அடர்த்தி யாக்கப்படுகிறது. அதற்கேற்ப பித்தப்பையில் பித்த உப்புகளும், பித்த நிறமிகளும், கொழுப்பும், கால்சியமும் மிகுந்து காணப்படுகின்றன.

பித்தநீரின் அமில- காரத்தன்மை

கல்லீரலிலிருந்து வெளியேறும் பித்தநீர் காரத்தன்மை உடையது. ஆனால் பித்தப்பை பித்தநீர் அமிலத்தன்மை உடையது. மியூசின் (சளி) சுரப்பு 24 மணி நேரத்தில் 20 மி.லி சுரக்கிறது.

பித்தநீர்ப் பாதை நோய்க்கான சோதனைகள்
எக்ஸ்ரே

10% நோயாளிகளில் பித்தக் கற்கள் எக்ஸ்ரே மூலமாகக் கண்டறியப்படுகின்றன. மேலும், இதன் மூலம் பித்தப்பையில் கால்சியம் படிதலையும், சுண்ணாம்பு கலந்த பித்த நீரைக் கண்டுணரவும் பயன்படுகிறது. சுண்ணாம்பு படிந்த பித்த நீர்ப்பை புற்றாக மாறக்கூடும். ஆகவே, இதற்குப் பித்தப்பை அகற்றும் அறுவை அவசியமாகும். பையில் காற்று காணப்படும். இதற்குக் காரணம், சீழ்பிடித்த பித்தப்பை அழற்சியாகும்.

அல்ட்ரா ஸ்கேன்

இதன்மூலம் பித்தப்பைச் சுவர் வீக்கம், பை சுற்றியுள்ள திசுவின் அழற்சி, பித்தக்கற்கள், பித்தநீர் நாளப் பாதையின் வீக்கம், பொது பித்தநாள குறுக்களவு, கல், பொது பித்த நாளத்தையும் பாதித்துள்ள கணையப் புற்று, செயல்பாடில்லாத பித்தப்பையில், பித்தக்கற்கள் உண்டாகும் விதம் ஆகியவற்றை அறியலாம். மஞ்சள்காமாலை நோயாளிக்கு முதல் பரிசோதனையாக இது செய்யப்படுகிறது. இத்துடன் உள்நோக்கி நுனியில் உள்ள அல்ட்ரா ஸ்கேன் கருவி பொதுப் பித்த நாளத்தில் உள்ள அடைப்பு, கட்டியை அறியப் பயன்படுகிறது.

மேலும், இதன்மூலம் பித்தப் பாதையில் அடைப்பினால் ஏற்பட்ட வீக்கம் கண்டறியப்பட்டால், அடைப்பின் தன்மை, அடைப்பு பரவியுள்ள இடம் ஆகியவற்றைக் காண, உள்நோக்கி துணையுடன் எடுக்கப்படும் இ.ஆர்.சி.பி என்னும் உள்நோக்கி சோதனை மூலம் படமும், கல்லீரல் வழி பித்தநாள நிறமிப் படமும் இரண்டுமே எடுக்க வேண்டும். பித்தநீர் நாளத்தில் வீக்கம் காணப்படாவிடில், மஞ்சள் காமாலையானது கல்லீரலினுள் நிகழும் மாற்றங்களால் உண்டானது என கணிக்கப்படுகிறது. அடுத்த பரிசோதனையாக கல்லீரல் திசுவை ஊசிமூலமும், ஸ்கேன் உதவியுடனும் எடுத்து, சோதனை செய்ய வேண்டும்.

சி.டி. ஸ்கேன்

இதுவும் அல்ட்ரா ஸ்கேன் போன்று பயனுள்ளது. என்றாலும் பருமனான நோயாளிகள், குடலில் காற்று (உப்புசம்) அதிகம் உள்ள நோயாளிகள் ஆகியோருக்கு அல்ட்ரா ஸ்கேனைக் காட்டிலும் சிறந்தது. இது, பித்தநாளப் பாதையை அறிய ஏற்ற சோதனை இல்லை. எனினும் பித்தநாளப் பை புற்று அல்லது பித்தநாளப் புற்று மற்றும் இப்புற்று பரவிய நிலையில் கழலைகளின் இருப்பிடம் மற்றும் பற்றுகை ஆகியவற்றைக் கண்டறியலாம்.

எம். ஆர். சி.பி என்ற காந்த அதிர்வு பித்தநாள கணையப் படம் (MRCP)

இதுவே, பித்தநாளத்தை முழுவதும் அறிய சிறந்த சோதனை யாகும். இதற்கு நிறமிகள் கொடுக்கவேண்டிய அவசியம் இல்லை.

இ.ஆர்.சி.பி.

(கணைய பித்தநாளத்தை உள்நோக்கி துணையுடன் எடுக்கும் நிறமி எக்ஸ்ரே படம்)

முன்சிறுகுடலில் உள்ள துளை மூலம் நீரில் கரையக்கூடிய நிறமியினை உள்நோக்கி மூலம் செலுத்தப்பட்டு, பித்தநீர் நாளங்கள் காணுமாறு செய்யப்படுகின்றது. இதன் மூலம் மருந்துகளால் குணப்படுத்தப்படக்கூடிய மஞ்சள்காமாலையிலிருந்து, அறுவை சிகிச்சை மூலம் குணப்படுத்தக்கூடிய மஞ்சள்காமாலையை வேறுபடுத்தி உணரலாம். பித்தநீரினை அதிலுள்ள செல் மற்றும் நுண்ணுயிர் ஆய்வுகளுக்கு அனுப்பி நோயினைக் கண்டறியலாம். இம்முறையில் அடைப்புள்ள வீங்கிய பித்தநீர் நாளம் நிறமியால் நிரப்பப்படுகையில், அவற்றில் தொற்று உண்டாக வாய்ப்புண்டு. எனவே, இச்சமயங்களில் எதிர் உயிர் மருத்துவம் தேவைப்படலாம்.

10. பித்தக் கற்கள் (Gallstones - Cholelithiasis)

கல்லீரலில் தினமும் சுமார் ஒன்று முதல் ஒன்றரை லிட்டர் பித்தநீர் உற்பத்தியாகிறது. இந்தப் பித்தநீர் அடர்த்தியாகி, பித்தப்பையில் தேங்குகிறது. கொழுப்புச்சத்தைத் தேவையான அளவுக்கு உணவுடன் சேர்த்துக்கொள்ளாவிட்டால், பித்தநீர் பித்தப்பையில் தங்கிவிடுகிறது.

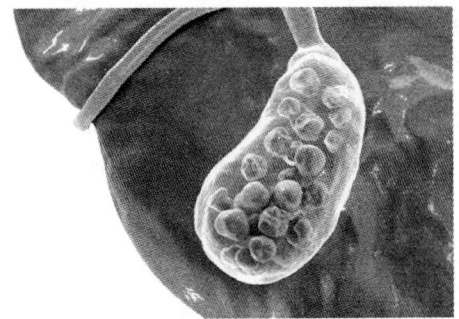

பித்தப்பையில் கற்கள்

இதன் பிறகு, கற்கள் உருவாகலாம். இது தவிர்த்து, பித்தக்கற்கள் அதிகமாகப் பித்தநீர்ப் பாதையில் காணப்படும் கோளாறு, அவற்றில் வேதிப் பொருட்களைப் பொறுத்து அவை கொலஸ்டிரால் கற்கள், நிறமிக் கற்கள் மற்றும் இவற்றுடன் மற்ற பொருள்கள் கலந்த கலவைக் கற்கள் எனப் பிரிக்கப்படுகின்றன. கொலஸ்டிரால் கற்கள் 6% காணப்படுகின்றன. அவற்றில் கொலஸ்டிரால் மட்டும் இருக்கும். 90% உள்ள கலப்படக் கற்களில் கொலஸ்டிரால் அதிகமாய் இருப்பதுடன் கால்சியம் பிலிரூபினேட், கால்சியம் பாஸ்பேட், கால்சியம் கார்பனேட், கால்சியம் பாமிடேட் மற்றும் புரதம் இருக்கும். பொதுவாக இவை, அதிக எண்ணிக்கையில் முகப்புகளுடனும் இருக்கும். நிறமிக் கற்கள் தூரக்கிழக்கு நாடுகளில் உள்ள மக்களிடம் அதிகம் உள்ளன. இதில், கால்சியம் பிலிரூபினேட் அதிகமாயிருக்கும். இவை சிறிதாகவும், கருமையாகவும், அதிக எண்ணிக்கையிலும் காணப்படும். சில கடினமாகவும், வளையம் போன்று சில மென்மையாகவும் இருக்கும்.

பித்தக் கற்களின் நிகழ்வு

உடல் பருமனான, காற்று அதிகமாகப் போகும் 50 வயதிலான பெண்கள், பித்தக்கற்களின் பாதிப்பிற்குள்ளாகின்றனர். எனினும் இது

இரு பாலாருக்கும் எந்த வயதிலும் ஏற்பட வாய்ப்பு உண்டு. மற்ற நாடுகளைவிட, ஆப்பிரிக்காவில் இந்நோய் குறைவு. இந்நிலையில் தென்னிந்திய மக்களிடையே குறைவான விழுக்காடும், வட இந்தியாவில் அதிக விழுக்காடும் காணப்படுகிறது. 80-90 விழுக்காடு பித்தக்கற்கள் அறிகுறிகளற்றுக் காணப்படும். பித்தக்கற்களின்றிப் பித்தப்பை அழற்சி ஏற்படுவது அரிது.

பித்தக் கற்கள் உண்டாகக் காரணங்கள்

உண்ணும் உணவு முழுவதும், குறிப்பாகக் கொழுப்புப் பொருட்கள் செரிமானமாகப் பித்தநீர் உதவுகிறது. இந்நீரில் 2 விழுக்காடே பித்த உப்பும், 1 விழுக்காடு பித்த நிறமியும், கொழுப்பு அமிலமும் உள்ளது. பொதுவாக, பித்தநீரில் பித்த அமிலம் கரையாது. இதனால் பித்தநீரில் உள்ள பித்த அமிலம், சாதாரணமாகக் கொழுப்பு அமிலத்தைத் திரவ நிலையிலே இருக்க உதவுகிறது. ஆனால், இதில் ஏதாவது மாறுபாடு ஏற்பட்டால், அதாவது பித்தநீரில் கொழுப்பு அமிலத்தின் அளவு மிகுந்து பித்த அமிலங்களின் துணையோடு தோன்றும். பித்த உப்புகளின் அளவு குறையும்போது, கொழுப்புக் கற்கள் உண்டாகிறது. இது கனம் குறைந்து, வெண்மையும், மஞ்சளும் கலந்த நிறமாகக் காட்சி அளிக்கும். இதுதான் பாக்டீரியாக்களினால் உண்டாகும். தொற்றினால் பித்தப்பைச் செல்கள் பாதிப்படைந்து பித்தக்கற்கள் ஏற்படும். மேலும் சில சமயங் களில் காலை உணவு அருந்தாநிலை, விரதம் போன்ற நிலைகளில் பித்தநீர் வெளியேறாததால் கற்கள் உண்டாகும்.

வளர்சிதை மாற்றம் (Changes in sex hormone)

கருவுற்ற பெண்களுக்கு, விரதம் இருப்பது, காலை உணவைத் தவிர்ப்பது, உடல் பருமன் மற்றவைகள். மரபணுக் கோளாரான தலசீமியா, அரிதான சிக்கில் செல் இரத்தச்சோகை.

கொலஸ்டிரால் மற்றும் கலப்படக் கற்கள்

குறிப்பாகக் கருத்தடை மாத்திரைகள் உட்கொள்ளும் பெண்கள், குளோஃபைப்ரேட் மாத்திரை உட்கொள்ளுபவர்கள் மற்றும் பருமனானவர்களுக்கு அதிகம் ஏற்படுகிறது. பித்த நீரில், பித்த உப்புகள், கடைச்சிறுகுடல் நோயினாலும் குடல் அகற்று அறுவை, குடல் மாற்றுப்பாதை அறுவை ஆகியவற்றுக்குப் பிறகும், ஈஸ்ட்ரோஜன் அதிகமாவதனாலும் குடல் கல்லீரல் அழற்சி குறைவதாலும், கற்கள் உண்டாக ஏதுவாகிறது.

இதுதவிர நீரிழிவு நோயாளிகள், ஹார்மோன் சமச்சீரின்மைப் பிரச்சனை. வேகமாக உடல் எடையைக் குறைப்பவர்களுக்கும் பித்தப்பைக் கற்கள் உருவாகலாம். மரபியல் ரீதியாக வருவதற்கு

வாய்ப்பு இருப்பதால், சந்ததியில் யாருக்காவது பித்தப்பைக் கல் பாதிப்புகள் இருந்தால், கவனமாகச் சோதனைகள் செய்துகொள்ள வேண்டியது அவசியமாகும்.

நோய்த் தொற்று

பித்தக் கற்கள் உண்டாவதில் தொற்றின் பங்கு பற்றி அதிகம் அறியப்படவில்லை. பொதுவாக பித்தக் கற்கள் உள்ள பித்தநீர் தொற்று அற்ற நிலையில் உள்ளது.

பித்தநீர்த் தேக்கம்

வயிற்றுப் புண்ணிற்குச் செய்யப்படும் அறுவையான வேகஸ் துண்டிப்பிற்குப் பிறகும், பேறுகாலத்திலும் பித்தப்பை, சுருங்குதல் குறைந்து பித்தக்கற்கள் தோன்ற ஏதுவாக உள்ளது. இதேபோல உணவு சிரைவழியாகச் செலுத்தப்படும்பொழுதும் கற்கள் தோன்ற ஏதுவாகிறது.

நிறமிக் கற்கள்

பெருமளவில் இரத்த அணுக்கள் அழிவதனால் பிலிரூபின் உற்பத்தி அதிகமாக உண்டாகின்றன.

பித்தக் கற்களினால் ஏற்படும் விளைவுகளும் சிக்கல்களும்

1. பித்தப்பை

அறிகுறி ஏற்படுத்தாத கற்கள், நாட்பட்ட பித்த நோய்த்தொற்று, திடீர் பித்தநோய்த் தொற்று, நோய்த் தொற்று அற்ற பித்தப்பை வீக்கம், பித்தப்பைப் புற்று.

2. பித்த நாளம்

அடைப்பினால் உண்டாகும் மஞ்சள்காமாலைத் தொற்று, கணையத் தொற்று.

3. குடல் - கற்களினால் குடல் அடைப்பு - பித்தப்பை அறிகுறியற்றும் காணப்படும்

பித்தப்பைக் கற்கள் பல சமயங்களில் அறிகுறிகளின்றி இருக்கும். இது வயிற்று நோய்களுக்கு, குறிப்பாக வயிற்றுப் புண்ணுக்கு அல்ட்ரா ஸ்கேன் அல்லது முழு உடல் பரிசோதனை செய்துகொள்ளும்போது கண்டுபிடிக்கப்படுகிறது.

இதுவன்றியே சில சமயங்களில் திடீர் பித்தப்பை அழற்சி தோன்றுகிறது. பித்தப்பைக் கற்கள் வருவதற்கான வாய்ப்பை 4 எஃப் ரிஸ்க் (4F Risk) என்பர். ஃபேட் (Fat) அதிக கொழுப்பு மற்றும் உடல் பருமனானவர், ஃபெர்ட்டிலிட்டி (Fertility) அதிக குழந்தை பெற்றவர்கள்,

கருவுற்றவர், பெண்களில், (Female) நாற்பது வயதைக் கடந்தவர்கள் இதே நான்கு எஃப் பிரிவினருக்குப் பித்தப்பைக் கற்கள் உருவாவதற்கு வாய்ப்புகள் கூடுதல் என்று கூறப்பட்டாலும் அல்ட்ரா சவுண்டு, சிடி ஸ்கேன் கண்டுபிடிப்புக்குப் பிறகு இக்கூற்று அவ்வளவாக ஏற்றுக் கொள்ளப்படவில்லை.

நாட்பட்ட பித்தப்பைக் கல் அழற்சி

நாட்பட்ட பித்தப்பைக் கல் அழற்சியில்
பித்தப்பையுடன் கற்கள்

மேல் வயிற்றில் வலிக்கு உடனே அமில எதிர்ப்பு மருந்து (Antacid) அல்லது ஒமிப்ரசோல் எடுத்துக்கொள்வது என்பது, நமது நாட்டில் மருந்துகளை மருத்துவர் பரிந்துரையின்றியே வாங்க முடியும் என்பதால், இது நாளும் நடை பெறும் நிகழ்ச்சி. ஆனால், வலி இதற்குக் கட்டுப்படாது. திடீர் திடீரென வலி ஏற்பட்டால், அது பித்தப்பைக் கல்லாக அல்லது நாளக் கல்லாகவும் இருக்கலாம். ஆகவே மேற்புற, வலப்புற வலிக்கு ஒரு அல்ட்ரா சவுண்டு தேவை.

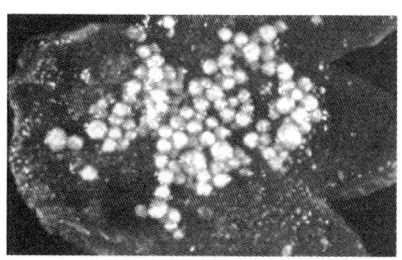

வலதுபுற மேல் வயிற்றில் வலி வந்து வந்து போகிறதா? அது பித்தப்பைக் கல்லாக இருக்கும். பித்தக் கற்கள் உள்ள பித்தப்பையின் சுவர் நாராகித் தடித்து இருக்கும். 30%-க்கும் குறைவான நோயாளிகளுக்கு நுண்ணுயிர்கள் பித்தநீரிலும், பித்தப்பைச் சுவரிலும் வளர்கின்றன. (மீதி விழுக்காடு நோயாளிகளுக்குப் பித்த நீரிலுள்ள வேதியியல் பொருட்களினால்தான் அழற்சி ஏற்படுகிறது என்று கருதப்படுகிறது).

அறிகுறிகள்

வலப்புற மேல்பக்க வயிற்று வலி

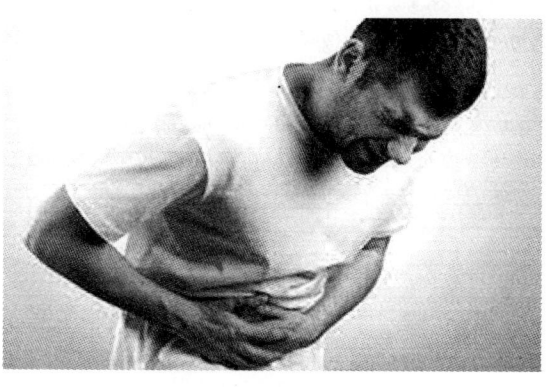

வலியானது மிதமாகவோ, கடுமையாகவோ இருக்கும். வலி, வலது தோளில் பரவுவதுடன், வாந்தியும் இருக்கும். நோயாளியை ஆழமாக மூச்சு இழுக்கச் செய்து மேல் வயிற்றில் பித்தப்பையைத் தொட்டுணரும் போது, நோயாளிக்கு அதிக வலி இருப்பதுடன் மூச்சை உள்ளிழுக்காது சிறிது நேரம் மூச்சை நிறுத்திவிடுவர்.

செரிமானமின்மை

அதிக உணவோ, கொழுப்பு உணவோ உண்டபின், வயிற்றில் மந்தமும் ஏப்பமும், நெஞ்சு எரிச்சலும் தோன்றும்.

நோய் நாடல்

நோயைச் சரிவர அறிய அல்ட்ரா ஸ்கேன் போதுமானது. தேவையானால், சி.டி.ஸ்கேன் அல்லது எம்.ஆர்.சி.பி படம் தேவைப்படலம். எனினும் பெரும்பாலான சமயங்களில் ஸ்கேன் மற்றும் எக்ஸ்ரே மூலம் பித்த நாளங்களை அறிந்த பிறகே அறுவைசிகிச்சை செய்ய வேண்டும்.

மருத்துவம்

வலி

இக்கற்களினால் திடீரென்று பை வீங்கும்போது, பித்தப்பை வீங்கி மேல் வயிற்று வலி பரவி நெஞ்சுப் பக்கமாக வலிக்கும். இந்நிலையில், இது மாரடைப்பாக இருக்குமோ என இ.சி.ஜி எடுத்து நோயை அறிந்து கொள்ள இதய நோய் நிபுணரைப் பார்த்து சந்தேகத்தை நிவர்த்தி செய்துகொள்வர்.

பித்த வலிக்கு வலி நீக்கி மருந்துகள் கொடுக்கப்பட வேண்டும்.

பித்தக் கற்களை அகற்ற மருத்துவம்

பித்தப்பை கற்களை மருந்துகளினால் கரைக்க முடியாது. பித்தப்பை மிகவும் மென்மையானது. அறுவைசிகிச்சை செய்து மீண்டும் அதைத் தைக்க முடியாது. என்பதால் கல்லை மட்டும் அகற்றும் அறுவைசிகிச்சை இன்று வரை நடந்ததே இல்லை.

பித்தப் பையில் உண்டாகும் கற்களால் ஏற்படும் வலி, மஞ்சள் காமாலை மற்றும் புற்று ஆகியவற்றிலிருந்து நோயாளிகளைக் காக்கும் மருத்துவமாகக் கற்களுடன் பித்தப்பையையும் அகற்றும் சிகிச்சை, கடந்த 100 ஆண்டுகளாக நடைபெற்றுவருகிறது.

11. கல்லுடனான திடீர் பித்தப்பை அழற்சி அல்ட்ரா ஸ்கேன் வந்த பிறகு துல்லியமாக அறியப்படுகிறது

இவ்வகை அழற்சி, நாட்பட்ட பித்தப்பைக் கல் அழற்சி உள்ள நபர்களுக்கு ஏற்படுகிறது. இதில் 95% நோயாளிகளுக்குப் பித்தப்பையில் வளைந்த பகுதியில் பித்தக்கற்கள் (ஹார்ட்மன் பை) பொதிந்தோ, பித்தப்பை நாளத்தை அடைத்தோ காணப்படுகின்றன. பெரும்பாலான நோயாளிகளுக்கு, பாக்டீரியாக்கள் பித்தநீரிலோ, பித்தப்பைச் சுவரிலோ வளர்கின்றன.

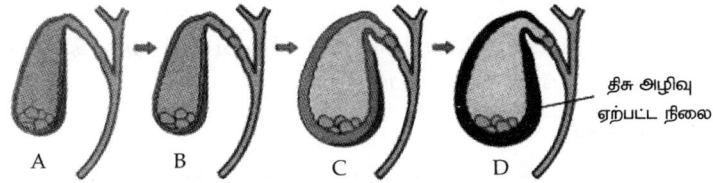

திடீர் கல்லீரல் அழற்சியில் நோயின் போக்கு

a. பித்தப்பையில் பித்தக்கற்கள். b. ஒரு கல் பித்தப்பை நாளத்தில் அடைத்துக்கொண்டு வலி தோன்றும் நிலை c. சில மணி நேரங்களில் பித்தப்பைச் சுவர் வீங்கி, தடித்துத் தோன்றும். அத்துடன், சுவரைச் சுற்றி நீர்த்தேக்கமும் உண்டாகும். d. பித்தப்பைச் சுவருக்கு இரத்த ஓட்டம் தடைபட்டு திசு அழிவு ஏற்படும்.

பித்தப்பை வீங்கினால் உடன் மருத்துவம் தேவை

பித்தப்பை விரிவடையும்போது, பித்தக்கல் தொட்டுக்கொண்டி ருக்கும் ஹார்ட்மன் குழியில் பொதிந்துள்ள சளிச்சவ்வும் விரிவடைவதன் காரணமாகக் கல் மீண்டும் பித்தப்பையினுள் விழுந்துவிடுகிறது. அப்பொழுது, பித்தப்பையிலுள்ள சளி அல்லது சீழுடன் கூடிய சளி, பித்தப்பை நாளத்தின் வழியாக வெளியேறுகின்றது. சில நோயாளி களுக்கு அடைப்பு நிரந்தரமாகி, தொற்று உண்டாகி சீழ்பித்தப்பையாகி விடும். அரிதாக விரிவடைந்த பித்தப்பையில் ஓட்டை ஏற்படும். ஓட்டை அடிப்பகுதியிலோ கழுத்துப் பகுதியிலோ இருக்கும். நாட்பட்ட பித்தப்பை அழற்சியில் தடித்திருக்கும் பித்தப்பைச் சுவரின் காரணமாக ஓட்டை அரிதாகவே ஏற்படுகிறது.

சீழ்க்கட்டியாதல்

சமீப கால அல்லது கடந்த கால தாக்குதலுக்குள்ளான பித்தப்பை அழற்சி நோயாளிகளுக்குத் தொற்றுடன் அடைப்பு ஏற்பட்ட பித்தப்பையில் ஓட்டை ஏற்படும்போது, அவ்விடத்தில் சீழ்க்கட்டி உண்டாகிறது.

பித்தப்பையினால் ஏற்படும் பொது வயிற்றுறை அழற்சி

ஆண்களுக்கு இந்நோய் அதிக அளவில் வருகிறது. திடீர் பித்தப்பை அழற்சி அறுவைசிகிச்சை செய்யாது மருத்துவம் அளிக்கும்பொழுது, 0.5% வயிற்றுறை அழற்சி உண்டாகும்.

திடீர் பித்த அழற்சிக்கான அறிகுறிகள்

திடீரென வலது மேல்புற வயிற்றில் வலி உண்டாகும். குமட்டல், வாந்தி, காய்ச்சல் 38 டிகிரி செ.கி அதற்கு மேலும் ஏற்படும்.

வயிற்றின் மேல்புற வலப்பக்கத்தில் வலியும், இறுக்கமும் இருப்பதோடு, கட்டியாகத் தொட்டுணர முடியும்.

முக்கிய அறிகுறியாக வலப்புறம், பின்பக்கத்தில் 9-11 விலா எலும்புகளுக்கிடையில் மிகை வலி இருப்பின், அது திடீர் பித்தப்பை அழற்சி என்பதை உறுதிப்படுத்தும்.

நோய்நாடல்

மார்பு, வயிறு எக்ஸ்ரே படம், மற்ற நோய்களை வேறுபடுத்தி அறிய உதவுவதோடு, சில சமயம் வயிற்றுப் படலத்தில் கல் தெரிய வரும். இந்நிலையில், உடன் அறுவை தேவைப்பட்டால், அல்ட்ரா ஸ்கேன் அல்லது எச்.ஐ.டி.ஏ. ஸ்கேன் (H.I.D.A. scan) *உதவும்.*

அறுவைசிகிச்சையற்ற மருத்துவம் (இது தற்காலிகமானது)

1. *மூக்குவலி ரைல்ஸ் குழாய் போட்டு இரைப்பை நீரை வெளியேற்றல்*
2. *சிரைவழி நீர்*
3. *வலி நீக்கிகள்*
4. *எதிர் உயிர் மருந்து (ஆண்டிபையோட்டிக்)*

பெரும்பாலும் பித்தப்பை நாளம் அடைபட்டிருக்கும். எனவே, மருந்தின் செறிவு பித்தத்தைக் காட்டிலும் இரத்தத்தில் அதிகம் இருக்க வேண்டும். பல்முனை எதிர் உயிர் மருந்துகள் அவசியம்.

அறுவைசிகிச்சை அவசியம்

வயிறு முழுவதும் வலி பரவி, நாடித்துடிப்பு அதிகரித்தால் உடனே அறுவை செய்ய வேண்டும். இவ்வறுவை, துளை அறுவைசிகிச்சை

மூலம் வெற்றிகரமாக நடத்தப்படுகிறது. உலகில் அதிகம் செய்யப்படும் அறுவைசிகிச்சைகளில் பித்தப்பை நீக்க அறுவைச் சிகிச்சையும் ஒன்று என்பது குறிப்பிடத்தக்கது.

பித்தப்பையை அகற்ற வேண்டும். கவலை வேண்டாம்

துளை அறுவையில் கல்லுடன் பித்தப்பையும் அகற்றப்படுகிறது. இதனால் உடலுக்கு ஏதாவது குறைபாடு ஏற்படும் என்று அஞ்ச வேண்டாம். கல்லீரலிலிருந்து வரும் 'பித்தநீர், பித்தப்பையில் சேமித்து வைக்கப்படாது நேரடியாக சிறு குறு குடலுக்குச் சென்றுவிடும். இதனால், உடலில் பெரும் மாற்றங்கள் ஏதும் நடைபெறுவதில்லை. ஒன்றை மட்டும் நினைவில் நிறுத்திக்கொண்டால் போதுமானது. அதாவது கொழுப்பு அதிகமான உணவு உண்டால், சில சமயம் வாடையுடன் வயிற்றுப்போக்கு ஏற்படலாம் என்பதே ஆகும். ஒரு எச்சரிக்கை வலி வந்தபின், பித்தப்பையை அகற்றாமல் வைத்திருந்து தகுந்த மருத்துவம் எடுத்துக்கொள்ளாதபோது கணைய அழற்சி, அல்லது பித்தப்பையில் ஓட்டை ஏற்படலாம். ஆகவே, கவனமாக மருத்துவம் எடுத்துக்கொள்ளவேண்டியது அவசியம்.

ஒரு கேள்வி?

பித்தக்கற்களை, சிறுநீரகக் கற்கள் போல் தனித்து எடுக்க முடியுமா? முடியாது. பித்தக்கற்களைப் பித்தப்பையுடனேதான் அகற்ற முடியும். ஏனெனில், பித்தக்கற்களை எடுத்த பின் மூடுவது சிரமம். சிகிச்சைக்குப் பிறகு பெரும் மாற்றங்கள் உடலில் நடக்காது என்பதில் நீங்கள் திடமாக இருக்கலாம்.

அறுவை செய்த பின்னும் நோயின் அறிகுறிகள் இருக்கக் காரணங்கள்

பித்தப்பை அகற்று அறுவை செய்துகொண்டவர்களில் சுமார் 15 விழுக்காட்டினருக்கு அறிகுறிகள் தொடர்ந்து இருக்கின்றன. இவை பெரும்பாலும் அறுவைக்கு முன்னர் சரியாக அறியாத முன்சிறுகுடல் புண், கணைய அழற்சி, பித்தப்பை அழற்சி, உறுத்தலுடன்கூடிய ஒத்திசைவு போன்ற மற்ற நோய்களால் ஆகும். இவற்றுடன் அறுவை சிகிச்சையின்போது, பொது பித்தநீர் நாளத்தில் உள்ள பித்தக்கற்களைத் தவறி அகற்றாது விட்டுவிடுதல். அறுவையின்பொழுது வெட்டப்பட்ட பின், அதிகமாக விடுபட்ட பித்தப்பை நாளத்தில் கற்கள் உண்டாகும் நிலை. அறுவைசிகிச்சையின்பொழுது, பொது பித்தநீர் நாளம் காயமடைவதால் ஏற்படும் சுருக்கம் ஆகியவைகளாகும்.

இதற்கு மருத்துவமாகப் பித்தநாள உள்நோக்கி நிறமிப்படம் (இ.ஆர்.சி.பி) ஆகிய ஆய்வுகளுடன் நோய்க்கான சிகிச்சையை மேற்கொள்ள வேண்டும்.

12. பித்தநாளத்தில் கற்கள் தற்காலத்தில் விழுக்காடு கூடுதலாகிக் காணப்படுகிறது

பித்தப்பையில் கல் இருந்து அகற்றாவிடில் அதற்கான பக்க விளைவினால், கல், பித்த நாளத்தை அடைந்து, வலியையும், மஞ்சள் காமாலையையும் உண்டாக்கும். இதற்கான அறிகுறி ஆரம்பத்தில் இல்லாமல் இருக்கலாம். ஆனால், பிறகு அடைப்பு, மஞ்சள்காமாலை ஏற்படும்.

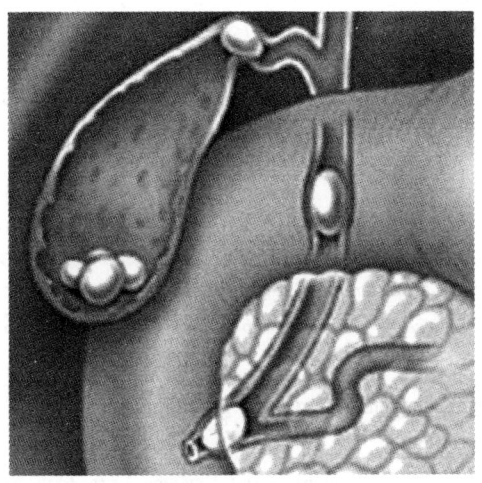

பித்த நாளக் கற்கள்

பித்தக் கற்கள், பித்தப்பையைத் தவிர கல்லீரல் உள்வெளி நாளங்களிலும் காணப்படுகின்றன. பெரும்பாலும் பித்தப்பையினுள் உருவாகி, பித்தநீர் நாளத்தை வந்து சேர்கின்றன. சில சமயங்களில் இவை பித்தநாளத்திலேயே முதன்மையாக உருவாகின்றன. இதைத் தவிர நீண்ட காலம் உள்ள பித்தநீர் அடைப்பினாலும் கற்கள் உண்டாகும் வாய்ப்புண்டு.

அறிகுறிகள்

இக்கற்கள், அறிகுறிகளே இல்லாமலும் இருக்கலாம். வலி, மஞ்சள்காமாலை, காய்ச்சல் இருக்கும். மஞ்சள்காமாலை அடைப்பினால் உண்டாகித் தொடர்ந்தோ, இடைவெளி விட்டோ வரும். சிறுநீர் அடர்

நிறமுள்ளதாயும், மலம் வெளிர் நிறமானதாயும், உடலில் அரிப்பும், காய்ச்சலும் நடுக்கமும் இருக்கலாம். இவ்வறிகுறி, பித்தநீர்த் தொற்றை உணர்த்துகிறது. வலி, பித்தப்பை அழற்சியைப் போலவே காணப்படும். தொற்றின் காரணமாகக் கிருமிகள் சிறுகுடலிலிருந்து பித்தநீர்க் குழாய்க்குள் செல்லும். இதன் காரணமாக, உடலில் நச்சு பரவி பெரும் பாதிப்பை உண்டாக்கும். இப்பித்தப்பைக் கற்களால், மஞ்சள்காமாலை மட்டுமின்றி, கணைய அழற்சி கடுமையான வலி ஆகியவையும் தோன்றும். இதுதவிர பித்தநாளப் பாதையில் சீழ் மற்றும் கல்லீரலிலும் சீழ்க்கட்டிகள் காணப்படலாம். ஒவ்வொருவருக்கும் பிரச்சனை ஒவ்வொரு விதமாக இருக்கும். எனவே, மருத்துவமும் அதற்கேற்ப மாறுபடும்.

வயிற்றின் மேல்புற வலப்பக்கமும், மேல்புற நடுப்பகுதியிலும் அழுத்தும்போது வலி இருக்கும். பொது பித்தநீர் நாளத்தில் கற்களால் அடைப்பு ஏற்படும்போது, பொதுவாகப் பித்தப்பை சுருங்கியே காட்சியளிக்கும். அதனால் கையில் தொட்டுணர முடியாது. ஆனால், பிற அடைப்புகளின்போது (கணையப்புற்று அடைப்பு) பித்தப்பை விரிவடைந்திருக்கும். மேலும், மஞ்சள்காமாலை முழுமையாக இராது. பித்தப்பையும் சுருங்கி நாராகிவிடும்.

பித்தநாளக் கற்களினால் ஏற்படும் அறிகுறிகளைப் போன்று ஏற்படுத்தும் ஒத்த நோய்கள்

கணையப் புற்று, மருந்துகளினால் உண்டாகும் மஞ்சள்காமாலை, தொற்றுக் கல்லீரல் அழற்சி, பித்தநாள நாராதல் மற்றும் அறுவை முறைகளுக்குப் பொருந்தா நோய்களும் ஆகும்.

சோதனைகள்

கல்லீரல் செயல்பாட்டு ஆய்வுகள், அல்ட்ரா ஸ்கேன், கல்லீரல் கணையநாள உள்நோக்கி நிறமிப்படம் (இ.ஆர்.சி.பி.), தோல் வழி நேரடி பித்தநாள நிறமி எக்ஸ்ரே (பி.டி.சி.), காந்த அதிர்வு பகுப்பாய்வு (எம்.ஆர்.சி.பி).

பித்தக் கற்களினால் பித்தப் பாதையில் ஏற்படும் அடைப்பிற்கு சிகிச்சை

கல்லீரல் பாதிப்பு இருப்பின், அதற்குரிய சிகிச்சை முதலில் அளிக்கப்பட வேண்டும். குளுக்கோஸ் அதிகம் உட்கொள்ள ஈரல் கிளைகோஜன் அளவு அதிகமாகும். தொற்று இருப்பின், இரத்தத்தில் நுண்ணுயிர்களை அறிந்து எதிர் உயிர் மருந்து அளிக்க வேண்டும். வைட்டமின் ‘கே’ 10 மி.கி. கொடுக்க வேண்டும். அறுவைக்கு உட்படும்

நோயாளிகளுக்கு சிறுநீரகப் பழுது ஏற்பட வாய்ப்புண்டு. இதைத்தடுக்க, அறுவைக்கு முன்னர் 12 மணி நேரம் சிரைவழி குளுகோஸ் கொடுக்க வேண்டும்.

உள்நோக்கி பாப்பிலா சுரிதசை வெட்டு

அறுவைக்குத் தகுதியற்ற அல்லது முன்னரே பித்தப்பை அகற்றிய நோயாளிகளுக்கு இ.ஆர்.சி.பி செய்து அதன் மூலம் சூட்டுக்கோல் உதவியுடன் பாப்பிலாவை வெட்ட வேண்டும். டால்மியா கூடை அல்லது பலூனுடன்கூடிய குழாயைப் பித்தநாளத்தினுள் நுழைத்துக் கற்களை அகற்றலாம். அவ்வாறு அகற்ற முடியாதபொழுது, ஒரு வடிகுழாயை நாளத்தினுள் வைக்க, உடன் நோய்க்கான அறிகுறிகளைக் குறைத்து நோயாளியைக் காப்பாற்ற முடியும்.

சில வேளைகளில், அறுவைசிகிச்சையாகத் துளை அறுவை மூலம் பித்தநாளத்தைத் திறந்து கல் எடுக்கப்பட்டு மூடப்படுகிறது.

13. பித்தப்பை புற்று (Cancer of Gallbladder) அரிதாகவே காணப்படுகிறது

அமெரிக்காவில் இவ்வகைப் புற்று மிக அதிகமாகக் காணப் பட்டாலும், மற்ற மேலை நாடுகளில் இவ்வகைப் புற்று அரிதாகவே காணப்படுகிறது. நம் நாட்டில் பாட்னாவில் மிக அதிகமாக உள்ளது. நாட்பட்ட கல்லீரல் அழற்சிக்கு சரிவர மருத்துவம் செய்து கொள்ளாதவர்களுக்கு இப்புற்று அதிகமாக வருகிறது. பித்தப்பை

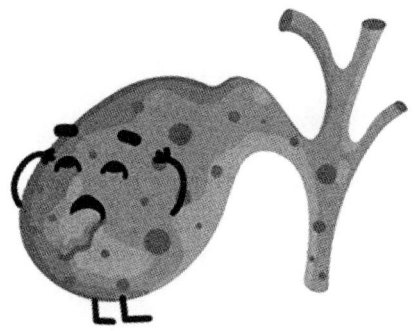

அறுவைக்குப் பிறகு அதைப் பிளந்து சளிப்படலத்தை ஆய்வு செய்ய வேண்டியது அவசியம். இப்புற்றுடன் 90% பித்தக் கற்களும் காணப் படுகின்றன. மிக அதிக அளவில் அடினோ புற்று வகையே. 70 வயதில் ஆணுக்கும், பெண்ணுக்கும் 1:5 என்ற விகிதத்தில் தோன்றுகிறது. வயதான பெண்களுக்கு மிக அதிகமாகக் காணப்படுகிறது இப்புற்று பெரும்பாலும் பரவுவதில்லை.

அறிகுறிகள்

புற்று பித்தநீர்க்குழாயை அடைந்திருப்பின், திடீர்ப் பித்தப்பை அழற்சி அல்லது பித்தப்பைச் சளிக்கட்டு, வீக்கம் போன்ற அறிகுறிகளை ஏற்படுத்தும். சில நேரங்களில் பித்தநீர் அடைப்புக்குள்ளான மஞ்சள் காமாலை மற்றும் வலது புறத்தில் ஒரு கட்டியாகத் தோன்றும். இப்புற்றை அறிய அல்ட்ரா ஸ்கேன், சி.டி. ஸ்கேன் மற்றும் உள்நோக்கிப் பரிசோதனையின் மூலம் நிறமித் திரவங்களைப் பித்தநீர்க் குழாயினுள் செலுத்தி அறிய முடியும். சி.ஏ 19-9-80 விழுக்காடு உயர்ந்து காணப்படும்.

மருத்துவம்

சாதாரணமாகப் புற்றுப்பை வெளிச்சுவருக்குப் பரவாமல் இருக்கும்போது, 'பித்தநீர்ப்பை அறுவை' போதுமானது. ஆனால், புற்று ஈரலில் பரவி இருப்பின் ஈரலையும், அருகில் உள்ள நிணநீர்க் கழலைகளையும் அகற்ற வேண்டும். மஞ்சள்காமாலை இருப்பின், பித்தநீர்க்குழாயில் செயற்கை வடிகுழாயைச் செலுத்தி, மஞ்சள் காமாலைக்கு மருத்துவம் செய்ய வேண்டும்.

14. கணையம்
(The Pancreas)

உடற்கூறு

முழுதும் சதையால் ஆனது என்கிற பொருளில் கிரேக்க மொழியிலிருந்து ஆங்கிலத்தில் 'பேன்கிரியாஸ்' என்றழைக்கப்படுகிறது. ஆரம்பத்தில், இரைப்பைக்கு மெத்தை போன்று தாங்கும் பணியைச் செய்வதாகக் கருதப்பட்டது. சுமார் 80 கிராம் எடையுள்ள கணையம், வயிற்றுறைக்குப் பின்புறம் அமைந்துள்ளது. தலை, கழுத்து, உடல் மற்றும் வால் பகுதி எனப் பிரித்தறியப்படுகிறது. முன் சிறுகுடலுக்கு உட்பக்கமாகத் தலைப்பகுதி அமைந்துள்ளது.

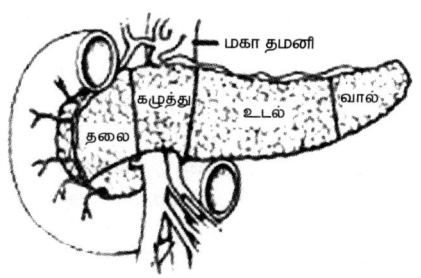

இது, தண்டுவடத்தில் இரண்டாவது லம்பார் எலும்பு மற்றும் மகா தமனியின் மீது அமைந்துள்ளது. ஒவ்வொருமுறை மூச்சிழுக்கும் போதும், மேலும் கீழுமாகவும் மகாதமனி நாடித்துடிப்பிற்கேற்ப முன்னும் பின்னுமாகவும் நகர்கிறது.

செயலியல்

உணவுக்குப் பதில் விளைவாக அதிகக் காரத்தன்மை (பி.எச். 8.4) யுடன் பைகார்பனேட் நொதிநீர் கணையத்தில் சுரக்கிறது. அரசினர் செல்கள் செரிமானத்திற்கான நொதிகளையும், நாளத்திலுள்ள செல்கள் பைகார்பனேட்டையும் சுரக்கின்றன. அதில், 5-8 கிராம் என்சைம் வடிவத்தில் புரதமாக உள்ளது.

கணைய நீர் மூன்று கட்டமாகச் சுரத்தல்

உணவு பற்றிய நினைவு முதன்மையான கட்டம், உணவு இரைப்பையை அடைவது - இரைப்பைக் கட்டம், சிறுகுடல் கட்டம்

இங்கிருந்து சுரக்கும் ஹார்மோன்களைப் பொறுத்து நொதிகளின் தரம், அளவு நிர்ணயிக்கப்படுகின்றது. புரதத்திற்கு டிரிப்சினும், கொழுப்பிற்கு லைபேசும், ஸ்டார்ச்சுக்கு அமைலேஸும் செரிமான நொதிகளாகும்.

கணைய ஆய்வுகள்

உடலின் திரவங்களில் உள்ள கணைய நொதிகளின் அளவின் மூலம் கணையத்தின் சிதைவு, கணைய சுரப்பின் அளவு, மற்றும் தரத்தினைக் கொண்டு வேலைத்திறனை நிர்ணயித்தல், உடற்கூறு மாற்றங்களை அல்ட்ரா ஸ்கேன், சி.டி. ஸ்கேன் மற்றும் உள்நோக்கி மூலம் (இ.ஆர்.சி.பி சோதனை வாயிலாக) அறிய முடியும்.

கணையம் சிதைவுறும்போது, கணைய நொதிகள் குறிப்பாக அமைலேஸ் இரத்தத்தில் அதிகமாகக் கலந்துவிடுகிறது. இரத்தத்தில் இதன் அளவைக் கொண்டு சிதைவை அளவிட முடியும். அமைலேஸ் மாவுப் பொருட்களை ஜீரணிப்பதாகும். உமிழ்நீர்ச் சுரப்பிகள், கல்லீரல், பாலூட்டும் மார்பகம், கருக்குழாய், பித்தநாளம் ஆகியவற்றால் சுருக்கப்பட்டபோதிலும், குறிப்பிடத்தக்க அளவு கணையத்தில்தான் சுரக்கின்றது.

1 சோமாகி யூனிட் = 1.8 சர்வதேச யூனிட் / 1. சர்வதேசத் தர நிரந்தரத்திற்காக இந்த ஏற்பாடு. சிதைவு ஏற்பட்ட சில மணி நேரங்களில் அதிகரிக்க ஆரம்பிக்கும். அமைலேஸ் 48 மணி நேரத்தில் உச்சத்தை அடைந்து, 4-8 நாட்களில் சாதாரண நிலையை அடைகிறது. வழக்கமாகச் சிறிதளவு இரத்தத்தில் இருப்பதால், ஆயிரத்திற்கு மேற்பட்ட அளவு அதிகரிக்கும்போதுதான் முக்கியத்துவம் தரப்படுகிறது. இரத்தத்தில் அளவு குறைய ஆரம்பித்த பிறகும், சிறுநீரில் கண்டுபிடிக்க முடியும். மணிக்கு 4-75 யூனிட் வீதம் சிறுநீரில் அமைலேஸ் வெளியேற்றப்படுகிறது. திடீர் அழற்சியின்போது, இதைவிட கணிசமாக அதிகரிக்கின்றது.

இதற்கு மேல் சுரப்பு நீரின் தரம், அளவு ஆகியவற்றை நிர்ணயிப்பதோடு, சுரப்பு நீரோடு கலந்துவரும் உதிர்க்கப்பட்ட செல்களை ஆய்வதன் மூலம் புற்று ஏற்பட்டுள்ளதா என்பதை உறுதி செய்ய முடியும். மேலும், அதனுடன் ஹார்மோன் அளவையும் அதன் பணியையும் அளக்க முடியும்.

சுரப்பு நீரில் செல்மாற்றத்தைக் கொண்டு புற்று ஏற்பட்டுள்ளதா என்று அறியலாம். மலத்தில் எலாஸ்டேஸ் இல்லாதபோது, நாட்பட்ட கணைய அழற்சி என அறுதியிட்டுக் கூறலாம்.

1. அல்ட்ரா ஸ்கேன்

இதன்மூலம் கணைய வெளிப்புற மாற்றங்களை அளக்க முடியும். ஒல்லியானவர்களுக்கு மிகவும் பயன்படும். செ.மீ.க்குக் குறைவான

புற்றை அறிவது சிரமம். கணையப் போலிநீர்ப்பை, சுண்ணாம்புப்படுதல் ஆகியவற்றைக் கண்டுபிடிக்க முடியும். கணைய நாளவிரிவையும் அறியலாம். அறுவை செய்யவேண்டிய மஞ்சள் காமாலையின் காரணத்தை அறிய, இச்சோதனை மிகவும் உதவியான தாகும். இத்துடன் பித்தநாள விரிவு, கணையக் கட்டி, இக்கட்டிகளுடன் காணப்படும் பித்தப்பைக் கற்கள் மற்றும் கல்லீரலில் பரவிய புற்றையும் அறிய முடியும்.

2. சி.டி. ஸ்கேன்

அல்ட்ரா ஸ்கேன் போன்று இதுவும் பயன்படுகிறது. மிகச் சிறிய (1-2 செ.மீ.) கட்டியை அறியவும், உடல் பருமன் உள்ளவர்களுக்கும் இது மிகவும் பயன்படுகிறது. இதன் உதவியோடு ஊசிமூலம் திசுப் பரிசோதனை செய்யலாம். மேலும் கணையம், பித்தநீர்ப் பையில் உள்ள சுண்ணாம்புப் படிவத்தை (கல்) அறிய முடியும். மருத்துவமாக பைமுண்டு, மற்றும் சீழ்க்கட்டி ஊசிமூலம், சி.டி. ஸ்கேன் உதவியுடன் உறிஞ்சப்படுகிறது.

3. காந்த அதிர்வு பகுப்பாய்வு MRI - (MRCP)

கணையம் மற்றும் பித்தநாள மண்டல நோய்க்கும் நிறமிகளைக் கொடுக்காது, (இ.ஆர்.சி.பி போல் இல்லாதது) அதைவிட சிறப்பாக துல்லியமாக அறிய முடியும்.

4. இ.ஆர்.சி.பி (E.R.C.P) சோதனை

இவ்வகை உள்நோக்கியின் மூலம் 65% அஞ்சியோகிராஃபினைச் செலுத்தி படம் எடுத்து, கணையத்தின் உடற்கூற்றை (எ.கா.) நாளத்தில் அடைப்பு, குறுக்கம், புற்று, கல், கணையநாள விரிவு போன்றவற்றை அறிய முடியும். சில சமயம், கல் இருந்தால் அகற்றலாம். சுரிதசை மிகவும் சுருங்கி இருப்பின் அதை வெட்டி விரிவடையச் செய்து, அதன்மூலம் மஞ்சள்காமாலையைக் குறைக்கலாம். இதன்வழியாகக் குழாயை நிரந்தரமாகச் செருகி, பித்தநீரை அகற்றுவதன் மூலம் மஞ்சள்காமாலையைத் தற்காலிக மருத்துவமாகக் குறைக்க முடியும். மற்றும் இதன் மூலம் பித்த நாளத்தையும் அறிய முடியும்.

5. சாதாரண எக்ஸ்ரே

சாதாரண எக்ஸ்ரேயில் கணையக் கற்களை அறியலாம்.

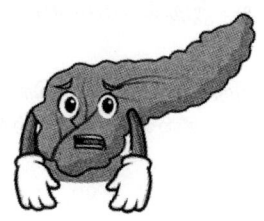

15. கணைய அழற்சி
தமிழ்நாட்டில் மது அருந்துபவர்களுக்கு இந்நோயே பெருமளவில் பாதிப்பை உண்டாக்குகிறது

குடி குடியைக் கெடுக்கும் என்பது நம் பழமொழி. ஆனால், அதற்கு முன் கல்லீரலைத் தாக்கும் என்பது நமக்குத் தெரிந்த ஒன்று. ஆனால், இதைத் தாண்டி கணையம் என்ற உறுப்பைத் தாக்கும்பொழுதே மிகக் கடுமையான அறிகுறிகளுக்கு ஆளாகிமரணம் கூட சம்பவிக்க ஏதுவாக அமைகின்றது. மது குடிக்கும் காலத்திற்கு ஏற்ப கணையப் பாதிப்பும் இருக்கும். மதுவில் உள்ள ரசாயனங்கள், கணையத்தின் என்சைம்களைப் பாதிக்கின்றன. நாட்பட்ட மது அருந்தும் ஆண்டுகள் கூடக்கூட கணைய அழற்சிக்கு ஆளாவது கூடுதலாகலாம். மது குடிப்பவர்கள் கொழுப்பு, புரதம் ஆகியவற்றைச் சேர்த்துக் கொள்வது, கணைய அழற்சியை இன்னும் கூடுதலாக்கும். கணைய அழற்சி, சுவிட்சர்லாந்து, டென்மார்க்கில் மது கூடுதலாகக் குடிப்பதால் உண்டாகிறது. என்பது ஒரு கணக்கீடு. ஆனால், இன்றைய நிலையில் தமிழ்நாடு அரசிற்கு மது விற்பனையில் சுமார் 2,700 கோடி ரூபாய்க்கு மேல் வரியாகக் கிடைத்தாலும் கல்லீரல் நோயைத்தவிர்த்து, கணைய நோய் விகிதம் கூடிக்கொண்டே செல்கிறது என்பது நாமறியாத உண்மை.

இதே கணைய அழற்சி குழந்தைக்கு ஏற்படுவது தமிழ்நாட்டில் குறைவு என்றாலும், கேரளாவில் மிகுதியாக ஏற்படுகிறது. இதற்குக் காரணம், மரவள்ளிக்கிழங்கு என்ற கப்பைக் கிழங்காகும்.

கணைய அழற்சிப் பகுப்பு இரண்டு வகையாகப் பகுக்கப்படும்.

1. நோய்க்குறிகளை அடிப்படையாகக் கொண்ட பகுப்பு

1. திடீர் அழற்சி - இவற்றில் ஆதாரக் காரணத்தை விளக்கிய பின் பழைய நல்ல நிலைக்கு மீண்டும் வரும்.

2. நாட்பட்ட அழற்சி - இதில் காரணம் சரியான பின்பும் பாதிப்பு தொடரும்.

இரத்தம் மற்றும் சிறுநீரில் கணைய நொதிகள் அதிகரிப்பதோடு வயிற்று வலியுடன் கூடிய, கணைய அழற்சியைத் திடீர் கணைய அழற்சி என்கிறோம்.

நாட்பட்ட அழற்சியில், தொடர்ந்த அழற்சியும் சீராகாத அமைப்புச் சிதைவுகளும், வலியும், நிரந்தரச் செயலிழப்பும் ஏற்படும். திடீரென அதிக வலி தோன்றும். வலியே இல்லாத நோயும் உண்டு.

திடீர் கணைய அழற்சி
மதுப் பிரியர்களுக்கு ஏற்படும் கொடுமையான நோய்

மதுப்பழக்கமும், பித்தக்கற்களும் இருபெரும் காரணங்களாகும். பிற வகைக் காரணங்களாவன:

பித்தப்பையில் இருந்து வரும் பித்த நாளம், கணைய நாளத்துடன் இணைந்து முன் சிறுகுடலில் இணைகிறது. பித்தப்பைகல், இக்குழாயை அடைக்கும்போது, என்சைம்கள் வெளியேறுவது தடைபட்டு கணையத்தில் தங்கிவிடுவதால் கணைய செல்களைச் செரிமானம் செய்துவிடும். இதனால் கணையம் அழுகி விஷமாகிறது. இந்த விஷமே உடலைப் பாதிக்கிறது. இதுபோலவே பரவும் அதில் உள்ள இரசாயனங்கள், கணையத்தில் என்சைம்களைப் பாதிக்கின்றன. இதனாலும் கணைய அழற்சி மிகக் கடுமையான வலியுடன் ஏற்படுகிறது.

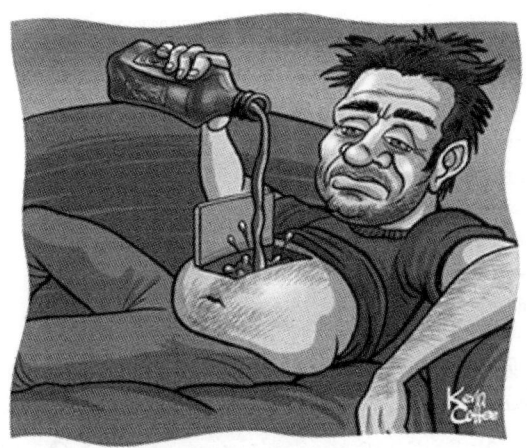

கணைய அழற்சி - முக்கிய காரணம் மது -

இரைப்பை நீக்க அறுவையின்போது, கணய்ய நாளத்தில் ஏற்படும் காயங்கள்.

கணையத்தில் ஏற்படும் காயம். (எ.கா.) வயிற்றில் ஏற்படும் அடி, குத்து, கணைய தலைப்பகுதிப் புற்று.

இரைப்பைக் குடற்புண் அல்லது முன் சிறுகுடல் புற்று.

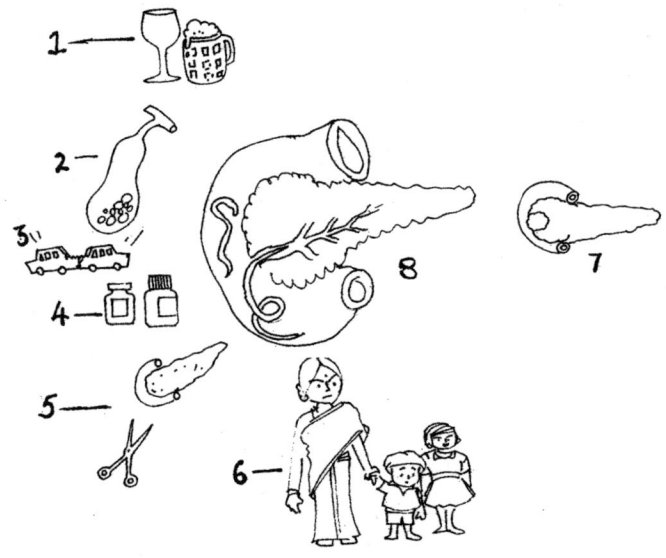

கணைய அழற்சி ஏற்படக் காரணங்கள்

(1) மதுப் பழக்கம்
(2) பித்தக் கற்கள் கணையக் குழாயை அடைத்தல்
(3) கணையத்தில் காயம்
(4) மருந்து, மாத்திரைகள்
(5) அறுவைசிகிச்சை
(6) மரபுவழிக் குடும்பத்தில் ஏற்படுதல்
(7) கணையத்தின் கட்டி, கணையக் குழாயை அடைத்தல்
(8) வளர்சிதை மாற்ற நோய்கள்

இரத்தத்தில் ஏற்படும் வேதி அளவு மாற்றங்கள் (எ.கா.) நீரிழிவு, மிகை கால்சியம், மிகை கொழுப்பு.

மருந்துகளின் பக்க விளைவுகள் (எ.கா.) கார்டிகோஸ்டீராய்ட்ஸ், அசோதோபீரின் வைரஸ் தொற்று (எ.கா.) பொன்னுக்கு வீங்கி.

கணைய இரத்த ஓட்டக்குறைவு (எ.கா) இதய அறுவையின் பொழுது இருதயப் பொறி குளிர்நிலை மருத்துவம்.

கணையநீர் கணையத்தையே அழிவுறச் செய்வதால் இவ்வழற்சி ஏற்படுகிறது. அதிக அளவில் மது அருந்தும்போது, கணையச் செல்களில் வளர்சிதை மாறுதல்கள் பாதிக்கப்படுகின்றன. இவ்வித பாதிப்புகளும், அதன் விளைவாகக் கணைய நீரில் தோன்றும் மாற்றங்களும் சேர்ந்து,

கணைய நாளத்தில் அடைப்பு ஏற்படுத்துகின்றன. விக்கல், சிறிய சிவந்த வலியுடன்கூடிய கட்டிகள் காலில் காணப்படும். கட்டி, வயிற்று மேற்புற அழற்சியின் காரணமாக ஏற்படும். குடல் அலைபடுவதில் குறைபாடு உள்ளதால், வயிறு பெருத்துக் காணப்படும். பொதுவாக, வயிற்றை அமுக்கினால் வலி ஏற்பட்டு விறைப்புடன் இருக்கும். நுரையீரலில் நீர் 10-20% காணப்படும். சில சமயம் நுரையீரல் வீங்கியும் பெருத்தும் காணப்படும். இது, நிமோனியா போன்றும் மாரடைப்பு போன்றும் தோற்றமளிக்கும்.

அறிகுறிகள்

மேல்வயிற்றில் பொறுக்க முடியாத, முதுகு வரை பரவும் திடீரெனத் தோன்றும் வலி, ஒரு முக்கிய அறிகுறியாகும். இத்துடன் பசியின்மை, குமட்டல், வாந்தி ஆகியவையும் ஏற்படும். வயிற்றுத்தசை விறைப்பு

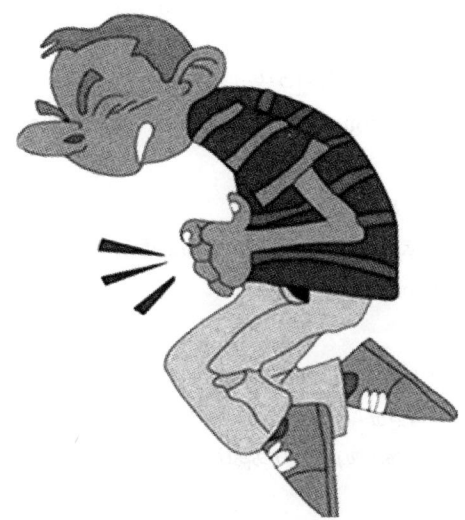

கணைய அழற்சியில் கடுமையாக வலி ஏற்படும்

ஏற்பட்டு, குடல் அசைவின்மை ஏற்படும். 60% பேருக்குக் காய்ச்சலும், 50% பேருக்கு மூச்சிரைப்பும் 10% நபருக்கு மஞ்சள்காமாலையும் ஏற்படும். பின்புறத்தில் ஏற்படும் இரத்தப்போக்கில், முதுகுத் தோலில் கருஞ்செந்நிற நிறமாற்றமும், தொப்புளைச் சுற்றி அதேபோல் நிற மாற்றமும், தோன்றும். மதுப் பழக்கம் உள்ளவர்கள், கணைய அழற்சியில் துடிப்பவர்களை நேரில் பார்த்தால் மதுவை மறந்துவிடுவார்கள். அந்த அளவுக்கு மிக மோசமாக வலி வயிற்றில் வரும்.

1. இரத்தத்தில் அமைலேஸ் அளவு 10,000 சொமாகி யூனிட்டுக்கு அதிகமாக ஏற்படும்.

2. வயிற்று எக்ஸ்ரே

1. சுற்றியுள்ள பகுதியில் குடல் விரிந்து காற்றடைத்துக் காணப்படும். (சென்டினல் லூப்)

2. முன்சிறுகுடல் விரிந்து நீர் - காற்று நேர்க்கோடு காணப்படும்.

3. குறுக்குப் பெருங்குடல் விரிந்து காணப்படும்.

4. அல்ட்ரா ஸ்கேன் மற்றும் சிடி ஸ்கேன் மூலம் உறுதி செய்யலாம். இதில் பெருத்து வீங்கிய கணையம், பித்தப்பைக் கற்கள், விரிந்த பொது பித்த நாளம், வயிற்றில் உள்ள நீர் ஆகியவற்றை அறிய முடியும்.

மருத்துவம்

சில சமயங்களில் சாதாரணமான நிலையிலிருந்து அதிகமான அழற்சி வரை ஏற்படக்கூடும். ஆகவே, நோயின் தீவிரத்துக்குத் தகுந்தபடி மருத்துவம் வேறுபடும்.

நோயின் அபாய நிலையை அறிய ரான்சன் அளவுகோல்

முதுமை

இரத்த குளுகோஸ் அதிகரிப்பு

வெள்ளை இரத்த அணுக்கள் எண்ணிக்கை

கல்லீரல் செயல்பாடுகள்

இரத்த யூரியா

இரத்தத்தில் கால்சியம் குறைவு

இரத்தச் சிவப்பணு

இரத்தப் பிராணவாயு அழுத்தம்

நீரிழப்பு

ஆகியவற்றைக் கொண்டு, நோயாளியின் அபாயத் தன்மையைப் பிரித்தறியலாம்.

மருத்துவம்

1. படுக்கையில் ஓய்வு

2. சிரைவழி குளுகோஸ்

3. இரைப்பை வயிற்றுநீர் உறிஞ்சி அகற்றுதல்

கணையநீர் சுரப்பிகளைக் குறைக்க ஒப்பியம், மருந்தும் உதவும். வயிற்றில் உள்ள நீரினைக் கழுவி உறிஞ்சி எடுப்பதன் மூலம் சற்று

குணமாகலாம். இவ்வகையில் சிகிச்சை 7-14 நாட்களுக்குள் குணமாகாதவர்களுக்கு அல்ட்ரா ஸ்கேன் செய்து கோளாறு இருப்பதைக் கண்டுபிடித்து, அறுவைசிகிச்சை தேவையா என நிச்சயிக்க வேண்டும்.

நோய் குணப்பாடு

கணையம் வீங்கிய நோயாளிகளுக்கு 3-10%, இரத்தமிழப்பு, அழற்சி நோயாளிகளுக்கு 40-50%, கணைய முழு அழற்சியில் உள்ள நோயாளிகளுக்கு நூறு விழுக்காடு இறப்பும் ஏற்படுகிறது.

நோயாளிகளுக்கு பித்தப்பையில் கல் இருப்பின், கல்லுடன் பை நீக்க அறுவை செய்ய வேண்டும்.

மதுப் பழக்கத்தைக் கைவிட அறிவுறுத்த வேண்டும். மிகை பாராதைராய்டு இருந்தால் அதற்கும் சிகிச்சையளிக்க வேண்டும். இந்நோய் கண்டவுடன் இருதய, சிறுநீரக, மூச்சு மண்டலங்கள் சரிவர வேலை செய்கின்றதா என்பதைக் கண்காணிக்க வேண்டும். நோய் குணமாகாதபொழுது, சி.டி ஸ்கேன் சோதனை தேவைப்படும்.

அழற்சி உண்டான இடத்தில் சீழ்பிடிக்காது இருக்க, தற்காப்பாக சிரைவழி எதிர் உயிர் மருந்துகள் சிபுராக்சின் (Cefuroxine) அல்லது இமிபினம் (Imipenem) பரிந்துரைக்கப்படுகிறது.

திடீர் கணைய அழற்சிக்குப் பிறகு நான்குவாரம் அல்லது அதற்கு மேல் நீர்க்கட்டி ஏற்படக்கூடும். நோய் முற்றிய நிலையில் முன்னேற்ற மடையாதபோது, சி.டி ஸ்கேன் துணையுடன் தொற்றுடன்கூடிய கணையத் திசு அழிவை அறிந்தபின் அறுவை முறையில் அழிவுற்ற திசு அகற்றப்படுகிறது. சீழ்க்கட்டி உண்டானபோது, அது வடிகுழாய் மூலம் அகற்றப்படுகிறது.

போலி கணைய நீர்க்கட்டி (Pseudo pancreatic cyst)

திடீர் கல்லீரல் அழற்சியை அறிய, அல்ட்ரா ஸ்கேன் சோதனை செய்யும் பொழுது, சுமார் பாதி விழுக்காடு நோயாளிகளுக்கு கணைய நீர்க்கட்டி காணப்படுகிறது. ஆனால், 20-40 விழுக்காடு தானாகவே மறைந்து விடுகிறது. இந்நீர்க்கட்டி, கணையம் பாதிக்கப்படுவதால் ஏற்படுகிறது.

கணைய அழற்சிக்கு மருத்துவம் செய்யப்பட்ட பின் அல்லது வயிற்றில் ஏற்பட்ட ஊமைக் காயத்திற்குப் பிறகு, வயிற்றின் வெளியே ஒரு கட்டி தோன்றும்.

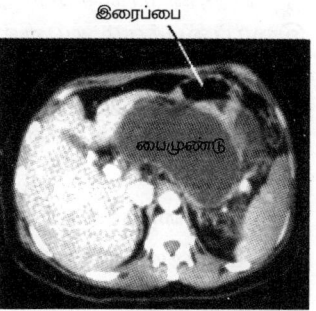

சி.டி.ஸ்கேன்-
கணைய போலி பைமுண்டு

இவர்களுக்கு வயிற்றில் வலி மிக அதிகமாக, முன்பே வந்ததாக ஒத்துக் கொள்வார்கள். மிக அரிதாகவே நீர்க்கட்டிக்காக இந்நோயாளிகள், உள்நோயாளிகளாகத் தங்க வருவார்கள். இவர்களின் நோய் வரலாற்றை அறியும் நிலையில், ஒரு வாரத்திற்கு முன் அல்லது அதற்கு முன் பொறுக்க முடியாத வலி ஏற்பட்டதாகக் கூறுவார்கள்.

நீர்க்கட்டி அல்ட்ரா ஸ்கேன், சி.டி ஸ்கேன் உதவியுடன் அறிய முடியும். இது 6 செ.மீ குறைவாக இருப்பின், தானாகவே மறைந்து விடும். திடீர் அல்லது நாட்பட்ட கணைய அழற்சியால் நீர்க்கட்டி ஏற்பட்டுள்ளதா? என மருத்துவத்திற்கு முன் அறிந்துகொள்வது அவசியம். ஏனெனில், திடீர் போலிப்பைமுண்டு பொதுவாகக் கொடிய கல்லீரல் அழற்சிக்குப் பிறகு ஏற்படுகிறது. இந்நோய்க்குப் பிறகு 20-40% தானாகவே மறைந்துவிடும். முதல் வாரத்தில் எந்த ஒரு மருத்துவமும் இதற்குத் தேவையில்லை. நீர்க்கட்டி - தொற்று ஏற்பட மருத்துவம் அவசியமாகும். அறுவையின்றி மருத்துவம் செய்யவும், கட்டி தானாகக் கரையும் நிலையை அறியவும், தொடர் அல்ட்ரா ஸ்கேன் சோதனை தேவைப்படும். நீர்க்கட்டி இரண்டு மூன்று மாதங்கள் தொடர்ந்து காணப்பட்ட நிலை, தொற்று வந்த நிலை மற்றும் 6 செ.மீ அதிகமாக இருப்பினும் அறுவைசிகிச்சை தேவைப்படும்.

அறுவையின்பொழுது பைமுண்டுடன் இரைப்பை அல்லது இடைச்சிறுகுடல் இணைப்பு அவசியம்.

இவ்வறுவைக்குப் பிறகு இணைப்பு அடைத்துக்கொள்வதால் திரும்ப பைமுண்டு ஏற்படக்கூடும். இதனை மனதில் கொண்டு அறுவைக்கு மாற்று மருத்துவமாக அல்ட்ரா ஸ்கேன் அல்லது சி.டி ஸ்கேன் துணைகொண்டு, ஊசிமூலம் நீர்க்கட்டியில் உள்ள நீர்மம் அகற்றப்படுகிறது. இம்முறை ஆரம்பகட்டத்தில் செய்யப்படுகிறது. இதில் குணமாகாதபோது, உள்நோக்கி துணையுடன் நீர்க்கட்டிக்கும் இரைப்பைக்கும் நடுவில் செருகுகுழாய் (Stent) செருகப்படுகிறது. அல்லது துளை அறுவை மூலம் குறைந்த அளவு அறுவை என்ற முறையில் நீர் இரைப்பைக்குள் செல்லுமாறு இரைப்பை நீர்க்கட்டி இணைப்புடன் சிகிச்சை (தற்பொழுது) அதிகமாக மேற்கொள்ளப் படுகிறது.

தடுப்பு முறைகள்

மது அருந்துவதை முழுவதுமாக நிறுத்த வேண்டும். பித்தப்பையில் கல் இருப்பின், அறுவைசிகிச்சை செய்துகொள்ள வேண்டும்; மஞ்சள்காமாலைக்குத் தடுப்பு ஊசியைத் தவறாது போட்டுக்கொள்ள வேண்டும். வயிற்றில் அடிபடாது பார்த்துக்கொள்ள வேண்டும்.

16. பெரும்பாலும் குடியே காரணம் - நாட்பட்ட கணைய அழற்சி

காரணங்கள் நீக்கப்பட்ட பிறகும் கணையச் சேதம் தொடர்வதை நாட்பட்ட அழற்சி என்கிறோம். சராசரியாக 40 வயதில் ஆணுக்கும், பெண்ணுக்கும் 4: 1 என்ற விகிதத்தில் ஏற்படுகின்றது.

காரணங்கள்

நோயின் ஆரம்பத்தில் கணையம் மாற்றமற்றுத் தோன்றினாலும், பிறகு பெருத்துக் கடினமாகி, நாராகிவிடுகிறது. இதன் நாளங்கள் விரிவடைந்து பழுதாகி, குறுக்கம் ஏற்பட்டு அதனுள் சுண்ணாம்புப் படிவங்கள் தோன்றும். இது சில மில்லி கிராமிலிருந்து 200 மி.கி.

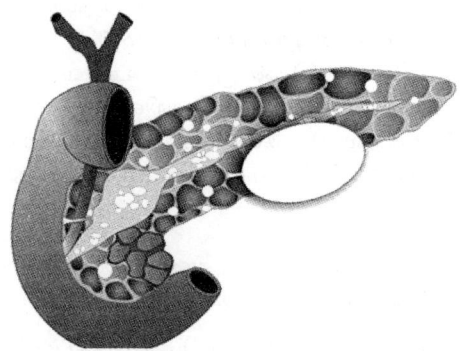

நாட்பட்ட கணைய அழற்சி
1. கணைய நாள கற்கள்
2. கணையம் சுருங்கிவிடும்

வரை கனமாக இருக்கும். இந்நோய் காரணமாகத் தோன்றும் அழற்சி, திரும்பி நல்ல நிலைமைக்கு வரும் என்பதற்குப் பதிலாக, நாளுக்கு நாள் அதிகரித்துக் கொண்டே செல்லும். மேலும், அடிக்கடி திடீர் கணைய அழற்சி உண்டாகி நோயாளி துன்புறுவர்.

மிகையான மதுப்பழக்கமே கணையச் சீர்கேடுகளுக்கு முக்கிய காரணமாகும். அதிகப் புரதமும், கொழுப்பும் பிற முக்கியக் காரணங் களாகும். நாள அடைப்புப் புற்றுநோய், திடீர் அழற்சியின் விளைவாகத்

தோன்றும் நாள அடைப்பு, மிகை பாராதைராய்டு, பாரம்பரிய கணைய அழற்சி, குழந்தைப் பருவ புரதப் பற்றாக்குறை மற்றும் காரணமறியா காரணங்கள் ஆகியன பிற காரணங்களாகும். பூமத்திய ரேகைப் பிரதேசங்களில் குறிப்பாக நமது நாட்டில், அதிக அளவில் உள்ளது. கேரள மாநிலத்தில் இளம் வயதில் அழற்சியுடன் கணையத்தில் கல் உண்டாகி நீரிழிவு நோயுடன் தோன்றுகிறது. இந்நோய் பெண் களுக்கு உண்டாகும் விகிதம் அதிகரித்துக்கொண்டே செல்கிறது. சராசரியாகத் தோன்றும் வயது 40 ஆகும். நாட்பட்ட கணைய அழற்சி நோயாளிகளுக்கு கணையப்புற்று தோன்றுவது மற்றவர்களைவிட அதிகம் எனினும், இவர்கள் அதிகமாகப் புகைப்பவர்களாக இருப்பின் புற்று தோன்றும் விகிதம் மேலும் அதிகரிக்கிறது.

அறிகுறிகள்

இவ்வகைக் கணைய அழற்சியில், ஆரம்பத்தில் அறிகுறி இராது. அவ்வப்போது வலி ஏற்படும், நீரிழிவு உண்டாகும். செரிமானமின்மை யுடன் எடை குறையும்.

மேல்வயிற்றில் வலி (92%), இடப்பக்கம் பரவுதல் (29%), வலப்பக்கம் பரவுதல் (44%) மற்றும் பின்புறம் பரவுதல் (56%). மது அருந்தும்போது அறிகுறிகள் அதிகரிப்பது இதன் மூலம். உணவு சரியாகச் செரிமான மாகாததாலும் வலியாலும் உடல் மெலிவு ஏற்படும். நீரிழிவு நோய் பிற்காலத்தில் தோன்றலாம். கணையத்தினுள் செல்லும் பித்தநாளம் அடைபடுவதால், 3% பேருக்கு மஞ்சள்காமாலை தோன்றலாம்.

ஆய்வுகள்

1. ஆரம்பத்தில், இரத்தத்தில் அமைலேஸ் அளவு தற்காலிகமாக அதிகரித்தல் மட்டுமே கண்டுபிடிக்கக்கூடிய மாற்றமாகும்.

2. (இ.ஆர்.சி.பி.) உள்நோக்கி மூலம் எடுக்கப்பட்ட கணைய நீரில் லாக்டோபெர்ரின் அளவு அதிகரிப்பு கல்லுடன்கூடிய கணைய அழற்சிக்கு முக்கிய ஆதாரமாகும்.

3. சாதாரண எக்ஸ்ரே - சுண்ணாம்புப் படிவம் மற்றும் கற்கள் ஆகியவற்றை இதன்மூலம் கண்டுபிடிக்கலாம்.

4. அல்ட்ரா ஸ்கேன் - இச்சோதனை மூலம் விரிவடைந்த கணைய நாளத்தையும், நீர்க்கட்டியையும் அறியப் பயன்படும்.

5. சி.டி ஸ்கேன் - இதன்மூலம் கணையம் அல்லாத பின்புறக் கட்டிகள் மூலம் வலி ஏற்படுகிறதா என்பதை உறுதி செய்யலாம்.

6. எம்.ஆர்.ஐ சோதனை மூலம் பித்த நாளமும், கணைய நாளமும் அறியப்படுகிறது.

மருத்துவம்

கொழுப்பு குறைவான உணவும், மதுவிலக்கும் அறிவுறுத்தப் படுகிறது. கணைய நொதிக்கு ஈடு செய்யக் கொடுக்கப்படும் மருந்து, வலி மற்றும் செரிமானமின்மையைக் குறைக்கும். புகைபிடிக்கக் கூடாது. வலிக்குக் குணமளிக்கும் மருந்துகளும் நீரிழிவு ஏற்பட்டால் அதற்கு மருத்துவமும் செய்ய வேண்டும். தீராத வலிக்கும், நோய் கட்டுப்பாடற்ற நிலைக்கும் அறுவைசிகிச்சை தேவைப்படுகிறது. இச்சிகிச்சையின் பொழுது, நோய்த் தன்மைக்கும், அளவுக்கும் ஏற்ப தலை அல்லது வால்பகுதி நீக்கம் செய்யப்படுகிறது. நாளத்தில் அடைப்பு ஏற்படும் போது, அதனை நடுச்சிறுகுடலுடன் இணைத்துச் செய்யும் அறுவை தேவைப்படுகிறது. கணையத்தில் சிலருக்கு ஸ்டென்ட் பொறுத்த வேண்டியது இருக்கும். சிலருக்குக் கணையத்தின் தலையில் ஒரு கட்டி காணப்படும். இதற்கு, முன்சிறுகுடல், கணைய அகற்று அறுவையும், மிக அரிதாகக் கணைய வால் மட்டும் பாதிக்கப்பட்டிருப்பின், அதனை

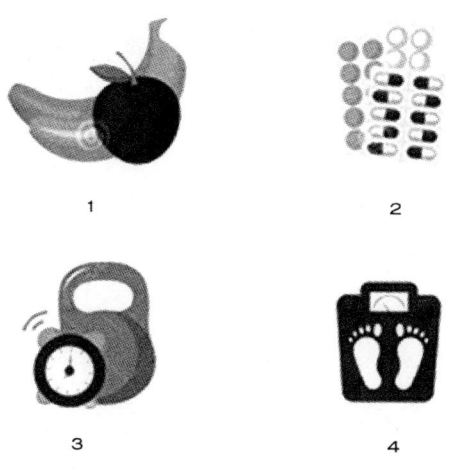

1

2

3

4

நாட்பட்ட கணைய அழற்சி

1. உடல் நலத்திற்கான உணவு
2. வலி போக்கு மேலாண்மை
3. வாழ்க்கை முறையை மாற்றிக் கொள்வது
4. எடை குறையாது கண்காணிக்க வேண்டும்

அகற்றிவிடுவதும் உண்டு. கணையம் முழுவதும் நோயுற்று, கேடுற்று இருப்பின் முழு கணைய அகற்று அறுவை செய்யப்படுகிறது. இதன்பின் இன்சுலினும் வாய்வழியாகக் கணைய நொதிகளும் வாழ்நாள் முழுவதும் இவர்களுக்குத் தேவைப்படும். கணைய அழற்சி ஏற்படுபவர்களுக்கு என்சைம்கள் உணவில் சரியாகச் சேராததால், உணவில் இருந்து ஊட்டச்சத்துகள் உறிஞ்சப்படாது பிசுபிசு என மலம் வெளியேறும்.

இந்த நிலையில், வைட்டமின்களும் தாது உப்புகளும் உட்கொள்ள வேண்டும். செரிமானமாவதற்கு என்சைம் மாத்திரைகளும் இவர்களுக்கு நாட்பட தேவைப்படும்.

குழந்தைகளுக்கு நாட்பட்ட கணைய அழற்சி இருப்பது கண்டு பிடிக்கப்பட்ட நிலையில், மரபணு (Gene) மருத்துவம் முயன்று பார்க்கலாம்.

குணப்பாடு

அறுவைசிகிச்சை செய்ததில் 75% பேருக்கு வலியிலிருந்து குணம் கிடைக்கிறது. இச்சிகிச்சைக்குப் பிறகு வலியில்லாமல் இருக்க, மது அருந்தக் கூடாது.

17. கணையப் புற்று

கடந்த இருபது ஆண்டுகளில், கணையப் புற்று இருமடங்கு அதிகரித்துள்ளதாக அறியப்படுவதன் காரணம், அதனைத் துல்லியமாகக் கண்டுபிடிப்பதே ஆகும். மற்றொரு காரணம், தொழில்மயமாதலும் அதன் விளைவாக மாறியுள்ள உணவுப் பழக்கங்களும் ஆகும். இப்புற்று ஆண், பெண் இருவருக்கும் சம அளவிலேயே குறிப்பாக முதுமையில் மிக அதிகம் ஏற்படுகின்றது. அமெரிக்காவிலும், இஸ்ரேலிலும் யூதர்களுக்கு மத, சமூக வழக்கங்களின் காரணமாக அதிக விழுக்காடு

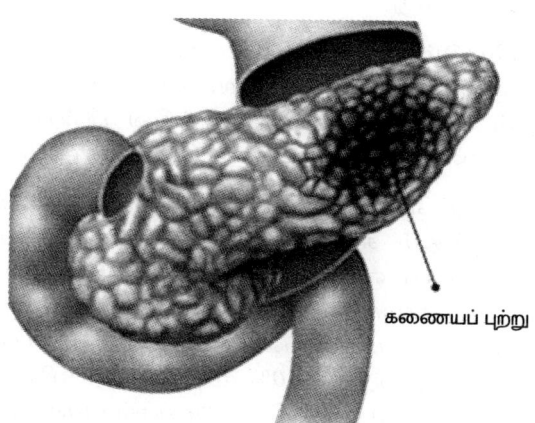

கணையப் புற்று

களில் கணையப் புற்று தோன்றுகிறது. இதேபோல், புகைபிடிக்காதவர்களைக் காட்டிலும் புகைபிடிப்பவர்களுக்கு மிக அதிகமாக ஏற்படுகிறது. மற்றும் நாட்பட்ட கணைய அழற்சி நோயாளிகளுக்கு இப்புற்று அதிக விழுக்காடு உண்டாகிறது.

நோயியல் காரணங்கள்

பரம்பரைக் காரணமாகப் புற்று வருவதற்கு வாய்ப்புகள் உண்டு. பொதுவாக, 50 வயதுக்கு மேற்பட்டவர்களுக்கு, கணையப்புற்று வருகிறது. 19% நோயாளிகளுக்கு, கணையத்தில் புற்று ஒரே சமயத்தில் பல இடங்களில் தோன்றுகிறது. தலை மற்றும் கழுத்துப் பகுதியில் அதிகமாகவும் உடல் மற்றும் வால் பகுதியில் குறைவாகவும் புற்று ஏற்படுகின்றது. புற்று ஏற்படுவதற்குக் காரணம் புகைபிடித்தல்,

மேற்கத்திய உணவு வகைகள், அதிகப் புரதம் மற்றும் கொழுப்பு ஆகியவையாகும். மதுப்பழக்கம் இதனை அதிகரிப்பதற்கான காரணம் என்று கூற சான்றுகள் இல்லையெனினும், நாட்பட்ட கணைய அழற்சியின் காரணமாக இவை தோன்றலாம். புற்று உள்ள இடத்தருகில் உள்ள நாளத்தில், ஆரம்பப் புற்றிற்கான அறிகுறிகள் காணப்படுகின்றன. இதை நோக்கும்பொழுது, கணையப்புற்று கணையத்தில் பல இடங்களில் தோன்றக்கூடும் என அறியப்படுகிறது.

அறிகுறிகள்

பெரும்பான்மை அறிகுறிகள் குறிப்பிடும்படியாகத் தோன்றுவதில்லை. பசியின்மை, உடல் மெலிவு, வலி போன்றவை ஆரம்பத்தில் தோன்றும். இவற்றோடு, தலைப்பகுதிப் புற்றில் மஞ்சள்காமாலை தோன்றும். எனவே, பொதுவான அறிகுறிகளைக் கொண்டே இந்நோய் சந்தேகிக்கப்படுகின்றது.

புற்று ஏற்படும் இடத்தைப் பொறுத்து வலி ஏற்படுகின்றது. தலைப்பகுதிக்கு வயிற்றின் வலப்புறமும், உடல் பகுதிக்கு இடப்புறமும் வலி ஏற்படும். முதுகுவலி கணையத்தின் பின்பகுதி நரம்புகள் பாதிப்பாலும், கணைய நாளத்தில் சுரப்பு தேங்குவதாலும் ஏற்படுகின்றன.

பரிசோதிக்கும்போது, மிகுந்த உடல் இளைப்பும், 50% பேருக்கு, கல்லீரல் பெருத்தும் காணப்படும். இவ்வாறிருப்பது அறுவை சிகிச்சைக்கு ஏற்றதல்ல என்பதைக் குறிக்காது. சில சமயம், பித்தநாள அடைப்பின் காரணமாகக் கல்லீரல் விரிவடையலாம். வயிற்றுப் பரிசோதனையின்போது, பித்தப்பையைத் தொட்டுப் பார்க்க முடியும். 30% தலைப்பகுதி புற்றிலும், 50% முன் சிறுகுடலில் காணப்படும், ஆம்புல்லாப் புற்றிலும் இது சாத்தியம். "மஞ்சள்காமாலை நோயாளிக்கு, பித்தப்பை பெருத்துத் தொட்டுப் பார்க்க முடிந்தால், அது பித்தக்கல் அழற்சியினால் அல்ல" என்பதாகும். ஏனெனில் பித்தம் ஏற்படுத்தும் அழற்சியின் விளைவாகப் பித்தப்பை, சுருங்கிவிரியும் தன்மையை இழந்துவிடும். எனவே, புற்று போன்றே பித்தநாள அடைப்பில் பித்தப்பை விரிவடையும் வாய்ப்புண்டு. 10% நோயாளிகளில் மண்ணீரல் சிரையில் அழற்சி தோன்றி இரத்தம்படிதல் தோன்றுவதால், மண்ணீரல் பெருத்துக் காணப்படும்.

பரிசோதனைகள்

அனைவருக்கும் பொதுவான ஒரே சோதனை என்று ஏதுமில்லை. மேல் வயிற்று வலியும், முதுகு வலியும், எடை குறைவும் உள்ள நோயாளிகள், இந்நோய்க்கு ஆளாகியிருக்கலாம் என்று அதிகமாக சந்தேகப்படுகிறார்கள்.

1. ஆல்கலைன் பாஸ்படேஸ் அதிகரிப்பு, மஞ்சள்காமாலை இல்லாதபோதே உயர்ந்து காணப்படும்.

2. கணையநீரில் புற்று செல்கள் கண்டுபிடிப்பதன் மூலம் நோயை நிச்சயிக்கலாம்.

3. பேரியம் மாவு துணையுடன் முன்சிறுகுடல் விரிவு, கணையத் தலைப்பகுதி புற்றைக் கண்டுபிடிக்கலாம்.

4. அல்ட்ரா ஸ்கேன் சோதனையும் நோயை நிச்சயிக்க உதவும்.

5. சி.டி ஸ்கேன் மூலம் புற்றை நிச்சயிப்பதுடன், நிணநீர்ச் சுரப்பிகள் பாதிப்பினையும் அறியலாம். இரண்டும் சேர்ந்து கல்லீரல் புற்று பரவியதைக் கண்டுபிடிக்க உதவும். இச்சோதனை தற்போது சிறிது முன்னேற்றமாக ஹலிகல் சி.டி மூலம் நிறமிகளைக் கொடுத்து பரிசோதிக்கப்படுகிறது.

6. உள்நோக்கி மூலம் முன்சிறுகுடல் (ஆம்புலா) புற்றைக் கண்டு, திசுப்பரிசோதனையும் செய்யலாம். உள்நோக்கியுடன் அல்ட்ரா ஸ்கேனையும் செலுத்தி, முன்சிறுகுடல் அருகில் புற்றின் அளவு போர்ட்டல் சிரையுடன் பரவி உள்ளதையும் அறிய முடியும்.

7. (இ.ஆர்.சி.பி) உள்நோக்கி மூலம் கணையநாள அடைப்பைக் கண்டுபிடிக்கலாம். செல் பரிசோதனைக்காகக் கணைய நீரை எடுத்து சோதனை செய்வதன் மூலம் புற்றை அறிய முடியும்.

8. எம்.ஆர்.ஐ. சோதனையும் இப்புற்றை அறிய உதவும்.

மருத்துவம்

நோயாளிகள் மருத்துவத்திற்காக வரும்போது, சுமார் 80% அறுவை செய்ய முடியாத அளவுக்கு நோய் முற்றிய நிலையிலேயே வருகின்றனர். பெரும்பாலும் அருகில் உள்ள சிரை, நிணநீர்க் கழலை மற்றும் கல்லீரல் ஆகியவற்றில் புற்று பரவிக் காணப்படுகிறது.

(இ.ஆர்.சி.பி.) உள்நோக்கி மூலம் குழாய் செருகல் புற்றில் ஏற்பட்ட அடைப்பை மீறி பித்தம் வருவதற்கு உதவுகிறது. இதன்மூலம் அறுவை சிகிச்சையும், அதனோடு தொடர்புடைய சிரமங்களும் தவிர்க்கப் படுகின்றன. இதன் காரணமாகவும் முதுமையில் இந்நோய் அதிகம் வருவதாலும், பெரும்பாலும் (95%) தற்காலிக சிகிச்சையே சாத்திய மாகிறது. சிறந்த வலிபோக்கி மருந்து, வலிக்காக அளிக்கப்படுகிறது. கணையச் சுரப்பு நொதிகள் அடங்கிய மருந்து, உடல் மெலிவைச் சரிசெய்ய உதவும். மஞ்சள்காமாலையால் ஏற்படும் தாங்க முடியாத அரிப்பிற்குப் பித்தப்பையிலிருந்து சிறுகுடலுக்குப் பித்தம் செல்லும் மாற்றுப்பாதை அறுவை சிறந்ததாகும். இது, சுமார் 30% நோயாளிகளுக்கு

அவசியமாகின்றது. முன்சிறுகுடல் அடைப்பும் ஏற்பட வாய்ப்புள்ளதால், சில சமயம் சிலரால் இரைப்பைச் சிறுகுடல் இணைப்பும் பித்த மாற்றுவழி அறுவையோடு சேர்த்து செய்யப்படுகிறது. அடைப்பின் விளைவாக, விரிந்திருக்கும் கணைய நாளத்தை இரைப்பையோடு சேர்த்து மாற்றுவழி அறுவை செய்வது, கணைய நீர்த்தேக்கத்தால் உண்டாகும் வலியைக் குறைக்க உதவும். தற்பொழுது இ.ஆர்.சி.பி உள்நோக்கி மூலம் பித்தநாளத்தில் வடிகுழாயைப் பொருத்தி, இம் மாதிரியான கடைநிலை அறுவையைத் தவிர்க்க முடிகிறது. ஆனால், 5 மாதங்களுக்கு ஒருமுறை குழாயை மாற்ற வேண்டும். இருப்பினும், முற்றிய நோயாளிகளுக்கும் வயதானவர்களுக்கும் இது மிகச் சிறந்த தற்காலிக மருத்துவமாகும். ஆனால், உடல் வலுவானவர்களுக்கு அறுவையே சிறந்தது. இதைச் செய்வதற்கு முன்கூட்டியே அல்ட்ரா ஸ்கேன் அல்லது சி.டி ஸ்கேன் மூலம் ஊசியினால் திசுப் பரிசோதனை செய்து நோயை அறிய வேண்டும்.

அறுவைச் சிகிச்சை

புற்று 3 செ.மீ-க்குக் குறைவாக இருப்பின் அறுவைசிகிச்சைக்கு ஏற்றது. ஆனால் 5 செ.மீ-க்கு மேல் இருப்பின், அறுவைக்கு ஏற்றதல்ல. முன்சிறுகுடலின் (ஆம்புலா) அருகில் உள்ள கட்டிகளை அகற்றக் கூடியதாகவும் புற்று கணைய உடலில் இருப்பின், அகற்ற முடியாத நிலையிலுமே உள்ளது. அப்படி அறுவை செய்யும் சமயம் தலை, கழுத்துப்பகுதிக் கணையம் முன்சிறு குடலினுள் உள்ள புற்றும், முன்சிறுகுடலும் அகற்றப்படுகிறது. இதுவே, 'விப்புள் அறுவை' எனப்படும்.

நோயாளிக்கு மஞ்சள்காமாலை இருப்பின், பித்த நாளத்தில் வடிகுழாயைப் பொருத்திய பின் நான்கு வாரம் கழித்து வயிற்றுறை உள்நோக்கி, அல்ட்ரா ஸ்கேன், சி.டி ஸ்கேன் மற்றும் டாப்ளர் மூலம் போர்ட்டல் சிரையை ஆராய்ந்து இவற்றில் புற்று பரவாது இருப்பின் அறுவை மேற்கொள்ள வேண்டும். இக்காலத்தில், சுமார் 75% அறுவை சிகிச்சைக்கு ஏற்றதாக அமைகிறது.

குணப்பாடு

முன்சிறுகுடல் (ஆம்புலா) புற்றில் குணப்பாடு, சிறப்பாக அமைகிறது. மேலும் குணப்பாடு மஞ்சள்காமாலை உண்டாகி 2 வாரங்களுக்குள் இருப்பின் அறுவை முறை சிறந்ததாக அமைகிறது. அறுவைக்குமுன் இரத்த உறைவுநிலை சரியாக இருக்க வேண்டும்.

அறுவைக்குத் தகுதியான நபர்களுக்கு அறுவை நீக்கம் செய்வதன் மூலம், வாழ்நாள் நீட்டிக்கப்படுவதோடு, பக்கவாட்டில் பரவுவதன் மூலம் ஏற்படும் துன்பங்களைத் தவிர்க்கலாம். எனவே, அறுவை நீக்கம் செய்யத் தகுதியான நபர்களுக்கு அறுவை செய்தல் அவசியம்.

18. கல்லீரல் நோயைத் தடுக்க சில யோசனைகள்

நாம் சாப்பிடும் உணவு கல்லீரலின் உதவியால் செரிமானமாகி, அதன் மூலம் நச்சுக்கள் அகற்றப்படுகின்றன.

கல்லீரலைப் பாதுகாக்கத் தேவையற்ற மருந்துகளை உண்ண வேண்டாம். ஏனெனில் அதிலுள்ள இரசாயனப் பொருட்கள் கல்லீரலைக் கேடுறச் செய்யும். மருத்துவரின் ஆலோசனை இன்றி மருந்துகளைத் தேவையில்லாமல் எடுத்துக்கொள்ளக் கூடாது. ஏனெனில், சில நேரங்களில் உண்ட மருந்தே நஞ்சாக மாறலாம்.

மது வகைகளைத் தள்ளாடும் வரை குடிக்க வேண்டாம். மதுவைப் பிற மருந்துகளுடன் கலந்து குடிக்கக் கூடாது. அதிகமாக மது அருந்துவதால் கல்லீரல் இறுகி மஞ்சள்காமாலை, வயிறு வீக்கம் போன்றவை ஏற்படும்.

சுவற்றில் அடிக்கும் பெயின்ட், மூட்டைப்பூச்சி மருந்து மற்றும் பூச்சிக்கொல்லி மருந்துகளால் கல்லீரல் பாதிக்கப்படுகிறது. எனவே, இவைகளைப் பயன்படுத்தும்போது, அவ்விடத்தின் கதவு, ஜன்னல் களைத் திறந்துவைக்க வேண்டும். மூக்கில் மாஸ்க் அல்லது துணியைக் கட்டிக்கொள்ள வேண்டும். மேலும், உடலை மூடியபடி ஆடை அணிந்தே மருந்து தெளிக்க வேண்டும்.

தொற்று மஞ்சள்காமாலை

ஹெபடைட்டிஸ் பி அல்லது சி. வைரஸ் கிருமிகள் ஏற்படுத்தும் மஞ்சள்காமாலையால் கல்லீரல் நோய் உருவாகும். எனவே, இந்த நோய் உள்ளவர்களுடன் நெருங்கிய உறவு வைத்துக்கொள்வதில் கவனம் தேவை. ஏனெனில், இவ்வகை வைரஸ் கிருமிகள் இரத்தம், விந்து மற்றும் உடல் திரவங்களால் பரவக்கூடியது. ஹெபடைட்டிஸ் 'பி' வைரஸ் உமிழ் நீர், இரத்தம், விந்து மூலம் பரவக்கூடியது. ஹெபடைட்டிஸ் 'சி' வைரஸ் நேரடியாக இரத்தம், மாசுபட்ட ஊசி மற்றும் பச்சைக் குத்திக்கொள்ளுதல் மூலமும் பரவக்கூடும். ஹெபடைட்டிஸ் பி மற்றும் சி க்குத் தகுந்த மருத்துவம் பெறவில்லை யெனில் கல்லீரல் இறுகிப்போதல், மஞ்சள்காமாலை மற்றும் கல்லீரல் புற்று போன்றவை உண்டாகலாம். இவ்வகை நோய்க்குத்தான் கல்லீரல் மாற்று அறுவை செய்யப்படுகிறது.

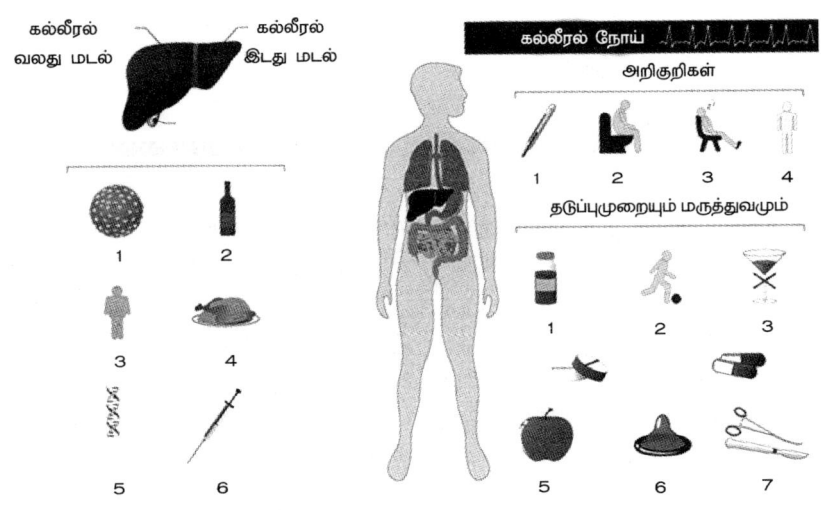

கல்லீரல் நோயை உண்டாக்கும் காரணிகள்

1. வைரஸ் தொற்று
2. மது
3. உடல் பருமன்
4. மிகையான கொழுப்பு உணவு
5. மரபணு மாறுபாடு
6. போதை மருந்து

அறிகுறிகள்

1. காய்ச்சல், 2. குமட்டல், வயிற்றுப்போக்கு
3. களைப்பு 4. மஞ்சள் காமாலை

தடுப்புமுறையும் & மருத்துவமும்

1. தடுப்பூசி
2. உடற்பயிற்சி
3. மது குறைந்தளவு தேவைப்பட்டால்
4. மருந்து
5. நல்ல உணவு
6. உடலுறவு பாதுகாப்பு
7. அறுவை.

இந்த நோய்களில் ஒரு முக்கிய அம்சம் என்னவென்றால், கல்லீரல் பழுதடையும் வரை நோய் தொற்றி இருப்பது தெரியாது.

உபயோகித்த ஊசி

குழந்தைகள், மருந்து போடும் ஊசிகளைத் தொடக் கூடாது. 1990-ஆம் ஆண்டுக்கு முன்பு உங்களுக்கு இரத்தம் ஏதாவது ஒரு காரணத்திற்காகக் கொடுக்கப்பட்டிருந்தால், ஹெபடைட்டிஸ் 'பி' அல்லது 'சி' உடலில் உள்ளதா என்று இரத்த பரிசோதனை மூலம் அறிந்து கொள்ள வேண்டும். வீட்டில் யாருக்காவது ஹெபடைட்டிஸ் 'பி' அல்லது 'சி' வைரஸ் தொற்று இருப்பின், நோய்க்கு ஆளாகாத மற்றவர்கள் இந்த நோய் உள்ளதா என்று சோதனை செய்தபின் உடலில்

நோயில்லாத நிலையில் ஆறு மாதத்திற்குள், மூன்று தடுப்பு ஊசிகள் போடவேண்டும்.

யார் யாருக்குத் தடுப்பூசி போட வேண்டும்?

குறிப்பாக மருத்துவர், செவிலியர், இரத்தப் பரிசோதனைக்கூட அலுவலர், துப்புரவுப் பணியாளர், அவசர மருத்துவ ஊர்தியில் வேலை பார்ப்பவர், காவலர், தீ அணைப்பு வீரர் மற்றும் சவக் கிடங்கில் வேலை பார்ப்பவர், பல ஆண், பெண்களுடன் உடலுறவு வைத்துக்கொள்பவர், போதை ஊசிக்கு அடிமையானவர் போன்றவர்கள் தடுப்பு ஊசி போட்டுக்கொள்ள வேண்டும்.

கல்லீரலைப் பாதுகாக்கும் முறைகள்

உணவில் மாவுப்பொருட்கள், புரதம், வைட்டமின், கொழுப்பு ஆகியவை போதுமான அளவு இருக்க வேண்டும். முக்கியமாக வறுத்த மற்றும் கொழுப்பு உணவுகளைக் குறைக்க வேண்டும். உங்களுக்குப் பித்தப்பைகல் மற்றும் கல்லீரல் நோய் இருப்பின், அதிக அளவு கொழுப்பு மற்றும் கொலஸ்டிரால் உள்ள உணவுகளைத் தவிர்த்துவிட வேண்டும். புகைப்பதை நிறுத்த வேண்டும். உப்பு மிகுந்த பொருட்களான ஊறுகாய், கருவாடு, வத்தல் ஆகியவற்றைச் சாப்பிடக் கூடாது.

உணவில் கூடுதலாக நார்ப்பொருள் உள்ள உணவுகளான பழங்கள், காய்கறிகள், கீரை, முழுத் தானியங்கள், பருப்பு ஆகியவற்றை உண்ண வேண்டும். உடல் பருமனாகாது பார்த்துக்கொள்ள வேண்டும். ஏனெனில், உடல் பருமனானவருக்கே பெரும்பாலும் பித்தப்பை கற்கள் உண்டாகின்றன.

உடல் எடையைக் குறைக்க உணவைக் குறைக்கும்பொழுது, போதுமான அளவு உணவுடன் வைட்டமின், தாது உப்புகள் உள்ளதா? என்று பார்த்துக்கொள்ள வேண்டும். தினமும் உடற்பயிற்சி செய்ய வேண்டும், முடியாதபோது, வாரம் மூன்று நாட்களாவது அவசியம் தேவை.

உடல் பருமன், வாந்தி, உடல் சோர்வு மற்றும் தோல், கண் மஞ்சளாக மாறுதல், வயிறு வீக்கம், பொறுக்க முடியாத வயிற்றுவலி, தீராத உடல் அரிப்பு, அடர்ந்த மஞ்சள் நிறத்துடன் சிறுநீர், வெளிறிய மலம் அல்லது கருமலம் வெளியேறுதல் போன்ற அறிகுறிகள் தோன்றும்போது, மருத்துவரிடம் பரிசோதனை செய்து கொள்ள வேண்டும். இதற்கு அல்ட்ராசவுண்ட் சோதனை, இரைப்பை உள்நோக்கி, சி.டி ஸ்கேன் போன்றவை மிகவும் உதவும்.

19. துளை அறுவை (Laparoscopy)
அறுவைசிகிச்சையை நவீனமாக்கிய மருத்துவம்

வயிற்றில் உண்டாகும் பல நோய்களுக்கு வயிற்றைக் கிழித்துச் செய்யப்படும் அறுவைசிகிச்சையே பல நூறு ஆண்டுகளாகக் கடைப்பிடிக்கப்பட்டு வருகிறது. ஆனால், இம்முறையில் ஏற்படும் பல பக்க விளைவுகளைத் தடுக்கும் விதமாகக் கடந்த இருபதாண்டுகளாக, சிப் காமிரா என்னும் மிகச் சிறிய நிழல்படக் கருவி கண்டுபிடிக்கப் பட்டதிலிருந்து துளை அறுவைசிகிச்சையின் மூலம் வயிற்றறுவை மேற்கொள்ளப்படுகிறது. இச்சிகிச்சை முறையில், முதன் முதலில் பித்தப்பையை அகற்றிய பெருமை 'மேரிசெட்' என்னும் பிரெஞ்சு அறிவியலாளரையே சாரும். அதன் பிறகு, 1990-ஆம் ஆண்டிலிருந்து உலகெங்கிலும் இச்சிகிச்சை கடைப்பிடிக்கப்பட்டு வந்தாலும், 1991-லிருந்து நம் நாட்டிலும் குறிப்பாகத் தமிழ்நாட்டிலும் பல இடங்களிலும் வெற்றிகரமாக இச்சிகிச்சை நடைபெற்றுவருகின்றது.

துளை அறுவை சிகிச்சையின் சிறப்புகள்

கிழிப்பு முறை கொண்டு வயிற்றினைத் திறக்கவேண்டிய அவசியம் இல்லை. கிழிப்பு முறையிலே திறப்பதற்கும், பிறகு தைப்பதற்குமான நேரம் மிச்சமாகிறது. வயிற்றினைத் திறந்து அறுவைசிகிச்சை மேற்கொள்வதால் ஏற்படும் நுண்ணுயிர்களின் தாக்குதல் மற்றும் 48 மணி நேர குடல் அசைவற்ற நிலையும் ஏற்படா. கிழிப்பு முறை அறுவையின்பொழுது, வயிற்றின் திசு மற்றும் தசைநார் அறுபடுகின்ற வாய்ப்பும், இரத்தக் கசிவும், வலியும் இருக்காது. கிழிப்பினால் உண்டாகும் காயம் ஆறுவதற்குக் குறைந்தது ஒருவார கால அவகாசம் கட்டாயம் தேவையற்றது. துளை அறுவையின் சிறிய காயம் சீராக ஆறும்வரை தையல் விடுபடுவதற்கான வாய்ப்பு மிகக் குறைவு. ஆகவே, உடலுக்கு ஓய்வு தேவையில்லை.

இந்தக் காயங்களில் சீழ்பிடித்து, பின் சரியாக ஆறாமல் தையல் விட்டுப்போகும் வாய்ப்பு இராது. தையலைப் பிரிக்கும் வரை மருத்துவமனையிலே தங்கவேண்டிய அவசியம் இல்லை. மருத்துவ மனையில் தங்கும் வேளையில் பயன்படுத்தப்படும் மருந்துகளின் தேவை குறைவு. இதுமட்டுமின்றி, கிழிப்பு முறையிலே, உள் உறுப்பு களைக் கைகளால் தள்ளியபடி செயல்பட்டபின், ஒன்றோடு ஒன்று

ஒட்டிக்கொண்டு, குடல் அடைப்பும் ஏற்படும். இது துளை அறுவையில் ஏற்படாது. காயம் சரியாக ஆறாமல் தையல் விடுபட்டு, அதன் வழியாக குடல் பிதுக்கம் ஏற்படாது. துளை அறுவை முறை குறுகிய காலத்தில், சிறிய தழும்புடன், பெரிய அறுவைசிகிச்சைக்காக மேற்கொள்ளும் வியக்கத்தக்க செயல்முறை ஆகும்.

இந்தச் செயல்முறைக்குத் தேவையான கருவிகள்

1. தொலைக்காட்சி சீராக்கி

தொலைக்காட்சிப் பெட்டியானது சீராக்க உதவும் கணிப்பொறி ஒன்றோடு இணைக்கப்பட்டு, திரையில் தெரியும் உருவம் துல்லிய மாகவும், இருபதுமடங்கு பெரியதாகவும் தென்படும். ஆகவே, அறுவையின் பொழுது இரத்த நாளங்களையோ உறுப்புகளையோ சேதப்படுத்தும் வாய்ப்பு நிச்சயமாக இருக்காது.

2. சிப் காமிரா என்னும் நுண்ணிய நிழற்படக்கருவி

நிழற்படக்கருவி நக அளவே இருப்பினும் உருவத்தைத் தெளிவாகப் பெரிதுபடுத்திக் காட்டச் செய்யும் நம் கண் போன்றது. இந்தக் கருவியில் வரும் உருவத்தைப் பார்த்தவாறே, உள்ளே அறுவை சிகிச்சை செய்யப்படுகிறது. அதாவது, நோயாளியின் வயிற்றுக்குள் நிழற்படக் கருவி மூலமாகப் பார்த்த பின், கண்கள் பார்ப்பனவற்றை கைகள் துல்லியமாக அறுவைசிகிச்சையை, வயிற்றிற்கு வெளியிலிருந்து மேற்கொள்ளும். ஆகவே, மருத்துவருக்கு, கண்கள், கைகள் ஆகியவை இணைந்து இயங்கும் செயல்திறன் அதிகமாகத் தேவை.

3. கரியமிலவாயு உட்செலுத்துதல்

சாதாரணமாகக் குடல், இரைப்பை, கல்லீரல், மண்ணீரல் போன்ற பல உறுப்புகள் ஒன்றோடு ஒன்று பின்னிக்கிடக்கும். இதற்காகக் கரியமில வாயுவை உள்செலுத்தி வயிற்றை உப்பவைத்து, அந்த இடைவெளியில் அறுவைசிகிச்சை மேற்கொள்ளப்படுகிறது. இதற்குக் கரியமிலவாயு மிகச்சிறந்தது. ஏனெனில், இரத்தத்தில் கலந்தாலும், உடனடியாகச் சுவாசத்தின் மூலம் சில நொடிகளிலேயே இது வெளியேற்றப்படுகின்றது.

மேலும், இக்காற்றை உபயோகப்படுத்துவதனால் சில பக்க விளைவுகள் தடுக்கப்படுகின்றன. (எ.கா.) திசுக்களைக் கத்தரிப்பதற்கும், இரத்தக் கசிவை நிறுத்துவதற்கும், லேசர் அல்லது சூட்டுக்கோல் தேவைப்படுகிறது. அப்பொழுது பிராண வாயு இருந்தால், உடனே

வெப்பத்தினால் தீப்பற்றிக்கொள்ளும். ஆனால், கரியமில வாயுவானது வெப்பத்தைப் பரவாது தடுத்து அணைத்துவிடும்.

பக்க விளைவு

மற்ற வாயுக்களைப் பயன்படுத்துவதால் உள்ளெரிகை (Embolism) போன்ற பக்கவிளைவுகள் ஏற்படலாம். ஆனால், கரியமிலவாயு இவ்விளைவுகளை ஏற்படுத்தாது.

ஒளி அமைப்பு

மிகவும் ஆற்றல் வாய்ந்த சீனான் அல்லது ஹாலைடு என்பது ஒளியினை உள்ளே செலுத்தும் கருவி ஆகும். இவ்வொளி மூலம் உறுப்புகளைப் பார்த்து அறுவைசிகிச்சை மேற்கொள்ளப்படுகிறது.

கழுவி உறிஞ்சும் கருவி

உள்ளே உள்ள உறுப்புகளில், நோயின் பாதிப்பினால் சீழ் அல்லது இரத்தக்கசிவு இருப்பின், இக்கருவியின் மூலம் உறிஞ்சி வெளியேற்றப் படும்.

லேசர், மின் சூட்டுக்கோல் அல்லது ஹார்மோனிக் கத்தி

இக்கருவி மூலம் வெப்பம் வேண்டிய அளவு உள்ளே செலுத்தப் பட்டு, கத்தரிப்பதற்கும் இரத்தக் கசிவினை நிறுத்துவதற்கும் பயன்படுத்தப்படுகிறது இம்முறையில் நோயுற்ற திசுக்கள் சீர் செய்யப்படுகின்றன. இரத்த விரயம் குறைவு என்பதால் இரத்த ஏற்றம் அவசியமில்லை. எய்ட்ஸ், மஞ்சள்காமாலை போன்ற நோய்கள் இரத்த தானம் கொடுப்பவர்களிடமிருந்து நோயாளிகளுக்கு வரும் வாய்ப்பும் இல்லை.

செயல்முறைக்குத் தேவையான கருவிகள்

சிறிய இடுக்கி, கத்தரிக்கோல் மற்றும் பல வடிவங்களிலான அறுவைசிகிச்சைக் கருவிகளுடன் உள்ளேயே உறுப்புகளை இணைத்துத் தைக்கும் கருவிகளும் தேவைப்படும். இவை அனைத்திலும் கைப்பிடி அமைக்கப்பட்டிருக்கும். இதன் வழியாக மின் சூட்டுக்கோல் மூலம் வெப்பத்தை உள்ளே செலுத்த முடியும்.

இவை அனைத்தையும்விட முக்கியமானது, டெலஸ்கோப் எனும் உள்நோக்கி. இதுதான் முதன் முதலாகச் சிகிச்சையின் ஆரம்பத்தில் வயிற்றினுள் செலுத்தப்படும். இதன் முனையில் உள்ள லென்ஸ் 0^0, 30^0, 45^0 போன்ற பல கோணங்களில் அமைந்திருக்கும்.

துளை அறுவைசிகிச்சைக்கான நோய்கள்

பித்தப்பை அழற்சிக்கு மருத்துவமாகப் பித்தப்பை முழுவதும் அகற்றப்படும். அறுவைக்குப் பின், அடுத்த நாளிலேயே உடல் சாதாரண நிலைக்குத் திரும்பி மூன்றாவது நாளிலேயே வீட்டிற்குச் சென்றுவிடலாம்.

வயிற்றுப்புண்ணிற்கு மருத்துவமாக வேகஸ் துண்டிப்பும், இரைப்பை இடைச்சிறுகுடல் இணைப்பும், ஓட்டை அடைப்பும் செய்யப்படுகின்றன. அது மட்டுமல்லாமல், குடல் ஒன்றோடு ஒன்று ஒட்டிக்கொண்ட நிலையிலேயும் அதைப் பிரித்துச் சீர்செய்ய முடியும்.

குடல்வால் அழற்சிக்கு இம்முறையிலான அறுவைசிகிச்சை சிறந்தது. உள்நோக்கி மூலம் இந்த அறுவைசிகிச்சையை மிகவும் குறுகிய காலத்திலேயே கிழிப்பு முறையின்றிச் சீர் செய்யலாம். இதைத் தவிர அழியாப் பொருள்களைக் கொண்டு குடல் பிதுக்கம், சீர் செய்யப்படுகிறது.

ஆண்களுக்கு விரையில் தோன்றும் வெரிகோஸில் என்னும் இரத்தநாளம் பெருத்துத் தடித்த நோய்க்கும், மலக்குடல் புற்று நோய்க்கும் இத்துளை அறுவை முறை மூலம் எளிதாக மருத்துவம் அளிக்க முடியும். இவைகளைத்தவிர பெருங்குடல், கணையம், இரைப்பை போன்ற உறுப்புகளிலும் அறுவைசிகிச்சை மருத்துவம் சிறப்பாகச் செய்யப்படுகிறது.

பெண் நோய்கள்

குழந்தை இல்லாதவர்களுக்கு அதன் காரணம் கண்டுபிடிக்கப் படுகின்றது. மேலும், கருக்குழாய் அடைப்பு, சூல்பையில் நீர்க்கட்டி ஆகியவை நீக்கப்படுகின்றன. கருப்பைக்கு வெளியே சில சமயம் கருத்தரிக்க வாய்ப்பு உண்டு. இக்கர்ப்பம் வெடித்து இரத்த ஒழுக்கை விளைவிக்கும். இத்தகைய அபாயகரமான நோயினைத் துளை அறுவை முறை மூலம் எளிதாகச் சீர்செய்ய முடியும். பெண்களுக்கு குடும்பக் கட்டுப்பாடு அறுவை, இம்முறை மூலம் மிக எளிதாகவும் சிறப்பாகவும் செய்யப்படுகிறது.

கருப்பையில் உண்டாகும் நார்த்திசுக் கட்டியை இந்த அறுவை சிகிச்சை மூலம் நீக்க முடியும். தற்பொழுது, துளை அறுவை சிகிச்சை முறை மூலம் சிறுநீரகம், நீர்த்தாரையில் உள்ள கற்கள் போன்றவற்றையும், நோயுள்ள மண்ணீரலையும், துளை அறுவை சிகிச்சை மூலம் அகற்ற முடியும். இன்ன நோயென்று கண்டறிய இயலாத நோயாளிகளுக்கு, அகநோக்கியை உட்செலுத்தி, நோயின் தன்மையைக் கண்டறியலாம்.

நோயைச் சரிவர உறுதிசெய்ய, கட்டியிலிருந்து திசுவை அகற்றி நோயை அறிய முடியும். நெஞ்சுக் கூட்டுக்குள்ளேயே இந்நோக்கியை உள்செலுத்தி, சுவாசப் பையினைப் பற்றிய நோய்களையும் இதய உறை அழற்சி போன்றவற்றையும் சீர் செய்ய முடியும். ஒட்டுமொத்தமாகக் கூற வேண்டுமெனில், இக்காலகட்டத்தில் வயிற்றில் எல்லா உறுப்புகளும் துளை அறுவை மூலம் அகற்ற முடியும் என்பதே ஆகும். இக்கூற்றுக்கு விதிவிலக்காக, முக்கியமாக வயிற்றில் கட்டிகள் மிகப் பெரிதாக இருந்தாலும், ஏற்கெனவே கிழிப்பு முறையில் பல அறுவை சிகிச்சைகள் மேற்கொண்டிருந்தாலும் ஏற்றதல்ல.

கவனம் தேவை

கருவிகளின் கோளாறு காரணமாகவும் உள்ளே உள்ள நோய் அதிகமாகப் பரவியிருந்தாலும், நோயாளி நலம் கருதி உடனடியாக, நொடிப் பொழுதில் கிழிப்பு முறையில் அறுவை சிகிச்சையை மாற்ற வேண்டியது மிகவும் அவசியம். ஆகவேதான் அறுவை அரங்கில், கிழிப்பு முறைகள் ஏனைய கருவிகளைத் தயார் நிலையில் வைத்துக் கொண்டு அதன் பின்னர்தான் துளை முறையில் அறுவைசிகிச்சை ஆரம்பிக்கப்படுகிறது.